医療経営士のための現場力アップシリーズ ⑨

今すぐできる！
BCPの実効性を高める災害対応シミュレーション

浅野 睦

株式会社フォーサイツコンサルティング代表取締役社長
一般財団法人リスクマネジメント協会理事

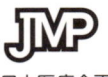

日本医療企画

《医療経営ブックレットとは》

◆ コンセプト

本書は、医療経営における様々な問題や課題を解決するために、効率的な学習を進めるためのブックレットです。必要とされる知識や思考法、実践能力、備えるべき価値観等を習得することを目的としています。

◆ テーマ設定

日常業務に役立つ実践的なテーマから、中長期的な視点や幅広いアプローチが必要となる経営手法、さらには医療のあり方や社会のあり方といった倫理・社会学的なテーマまで、医療経営に必要とされる様々なテーマを取り上げています。

◆ 読者対象

医療経営士をはじめ、医療機関に勤める方や医療機関と関わりのある他業種・団体の方、さらに医療経営について学んでいる方を主な読者対象としています。

◆ 使い方

勉強会や研究会の教材としての利用が効果的です。示された事例や課題について、グループワークや討論を重ねながら、問題解決に向けた具体策と能力を習得し、医療経営に役立てられることを期待しています。

《医療経営士とは》

医療機関をマネジメントする上で必要な医療および経営に関する知識と、経営課題を解決する能力を有し、実践的な経営能力を備えた人材として、一般社団法人日本医療経営実践協会※が認定する資格です。

※一般社団法人日本医療経営実践協会　http://www.JMMPA.jp/

はじめに

　ある医療機関で現場リーダー的な存在の医療スタッフに、「この病院ではBCPはどのように運用されていますか？」と質問したとき、「BCPって何ですか？」という答えが返ってきたことがあります。「では、夜勤の際、大規模な災害が発生したらこの病棟で最初に行う必要があることは？」と質問を変えてみたら、「夜勤ですか？　えーと、まず……」と考えた末、「災害対応マニュアルに書いてあると思います」という回答でした。事務部門の方に同じ質問をすると、「ウチのBCPはこれです」といってファイルに文字がぎっしり詰まった文書を見せてもらいました。私が現場でBCPのことを聞いても、「BCPって何ですか？」と聞き返されたことを説明すると、「現場は忙しくてなかなか動いてくれず、その認識が甘いのです」という回答でした。

　確かにどこの医療現場も大変忙しく、災害時の対応について平常時から現場スタッフがゆっくり検討する時間はないのかもしれません。もしかすると、そのときになれば何とかなると思っているスタッフも多いのでしょう。それでもBCPを策定しなければならないと思い、現場の意見などを聞く時間もないまま、ガイドラインに沿って、とりあえず作成したという病院が多いのかもしれません。

　しかし、「とりあえず」で策定したBCPが災害時に有効に機能するとは思えません。実際に被災した場合に、医療現場からは「非常用電源が作動しなくなった！」「職員の安否がまだ確認できないのか？」「救急患者があふれているからベッドを空けなければ」「医療器材が足りない！」「感染症の二次被害を防止しなければ」といった悲鳴が聞こえてきそうです。もしそうなったら、BCP策定に参加しなかった現場の責任もありますし、現場を巻き込まないで作成した事務部門にも責任はあります。

こんな事態を防ぐために、まずは訓練を行ってみてはいかがでしょうか。避難訓練や消火訓練などのように職員が実際に動く訓練ではなく、まずはグループワークと同じ形式でできる図上訓練の実施をおすすめします。初めて図上訓練を行う人たちにとっては、被災時の課題がたくさん見つかり、最低限各役割に応じて何を準備しなければならないかをよく認識できるようになるでしょう。

　訓練は失敗して当然です。むしろ失敗から学ぶことのほうが多いものです。BCPを策定していない病院のスタッフが訓練に臨んでもきっと得るものがあるでしょう。2度目や3度目の訓練参加であれば、不足している医療資源のなかで、より実効性を高くするための判断や指示ができるようになります。もちろん、策定したBCPを見直し改善するポイントも見つかるはずです。

　この本では、大規模な地震など自然災害の発生に伴って傷病者があふれ、インフラや交通機関などが停止するなかで医療機関としての役割を果たさなければならない状況を想定した図上シミュレーション訓練を中心に解説します。

株式会社フォーサイツコンサルティング代表取締役社長
一般財団法人リスクマネジメント協会理事
浅野　睦（まこと）

目次

はじめに ··· 3

§1 これだけは押さえたい！ 医療BCPと訓練の位置づけ ············ 7
1 災害発生時における医療機関の役割 ······································· 8
2 医療機関におけるBCP ·· 11
3 医療BCPの実効性を高める取り組み ····································· 13
4 訓練こそがBCPのスタートライン ·· 15
5 医療BCP訓練の種類と企画 ·· 17

§2 これならできる！ シミュレーション訓練の具体的な進め方 ··· 23
1 組織対応力はシミュレーション訓練でわかる ························· 24
2 シミュレーション訓練全体の流れ ··· 26
3 訓練の企画と事前準備の留意点（事務局、参加者の役割・準備・手順） ··· 37
4 被災情報の設定方法（レベル＆被災種類別） ·························· 40
5 使用するワークシートと情報共有のポイント ························· 48

§3 訓練から見えるBCP改善のポイント ································ 53
1 訓練終了後の振り返り方法 ··· 54
2 有事における災害対策本部の役割 ··· 60
3 訓練によって見出すことができる組織課題 ···························· 65
4 対策本部会議進行に必要な情報の整理 ··································· 70
5 自院の医療BCPを見直す ·· 72

●著者プロフィール

浅野　睦（あさの・まこと）

リスクマネジメント、危機管理を専門とする経営コンサルタント。災害対策、BCP、事故対策、コンプライアンス、クレーム対応等を中心に、各法人のリスクマネジメント体制、危機管理体制づくり、調査、リスク評価、および研修、講演活動を行っている。過去の研修およびアセスメント実績は5,000件以上、BCP策定実績100法人超。著書に『写真でわかる臨床看護技術』（インターメディカ）、『介護福祉コミュニケーション（介護福祉経営士テキスト実践編Ⅰ）』（日本医療企画）などがある。株式会社フォーサイツコンサルティング代表取締役社長。一般財団法人リスクマネジメント協会理事。

§1
SECTION

これだけは押さえたい！
医療BCPと訓練の位置づけ

> §1 これだけは押さえたい！ 医療BCPと訓練の位置づけ
1. 災害発生時における医療機関の役割

（1）災害とは何か

　ひと口に「災害」といっても、多くの種類があります。災害対策基本法では、次のように定義されています。

「暴風、豪雨、豪雪、洪水、高潮、地震、津波、噴火その他の異常な自然現象又は大規模な火事若しくは爆発その他その及ぼす被害の程度においてこれらに類する政令で定める原因により生ずる被害」（第2条第1号）

　さらに、ここに挙げられている「これらに類する政令で定める原因」は、災害対策基本法施行令で「放射性物質の大量の放出、多数の者の遭難を伴う船舶の沈没その他の大規模な事故」（第1条）と定められています。

　東日本大震災などのように広範囲で大きな影響のあった大規模災害はもちろん、局地的に起きる自然現象や事故、テロの発生なども災害に含まれるということです。災害は、その発生そのものがリスクというよりも、災害の発生によって各種のインフラ（電気・ガス・水道・通信・道路・輸送手段など）が止まり、普段、当たり前に使えるものが使えない事態になることによって、医療の継続を脅かす側面があります。

　ですから、ある災害が生み出す影響の連鎖も考えておく必要があるということです。水害では避難所における感染症の蔓延などが考えられますし、大規模な地震の二次災害として爆発や火災などが地震発生後しばらくして起きることもあります。こうしたリスクの想定と対応における阻害要因を洗い出し、医療BCP構築に役立てる必要があります（リスクの想定については19ページで解説）。

（2）災害拠点病院の主な機能

　災害拠点病院では、その主な機能として、重篤救急患者の救命医療と広域搬送への対応が位置づけられています。さらに、災害拠点病院には次の8つのポイントが求められる事項として謳われています（**図表1-1**）。

　災害が発生すると災害拠点病院の指定を受けていない病院でも、医療ニーズは急激に高まります（**図表1-2**）。通常の外来患者や入院患者への対応に加え、外来には多くの傷病者が集まり、救急搬送される患者数も増えることが考えられます。当然のことながら、医療の需給バランス（傷病者数に対する医療対応能力）が崩れますから、限られた医療資源を有効に

図表1-1　災害拠点病院に求められる8つのポイント

- 重篤患者の救命医療を行うために必要な施設・設備・医療従事者
- 多数の患者に対応可能な居室や簡易ベッド
- 診療に必要な施設が耐震構造であること
- 特殊な災害に対する施設・設備
- 被災時における生活必需基盤の維持体制
- 水・食料、医薬品、医療機材等の備蓄
- 対応マニュアルの整備、研修・訓練等による人材育成
- 広域災害・救急医療情報システムの利用

図表1-2　通常時と災害時の医療ニーズ
通常医療（医療体制が医療ニーズを上回っている）

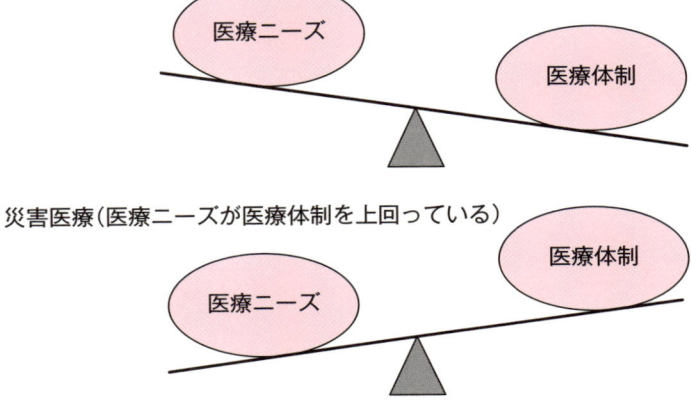

災害医療（医療ニーズが医療体制を上回っている）

利用することが強く求められます。つまり、災害医療は、通常の医療体制での対応が困難な状況で行われる医療活動であるため、その状況下でいかに効率的で適切な医療を提供し、プリベンタブル・デス※を少なくすることを目指す必要があるということです。

（3）マニュアルだけでは人は動けない

　さらに、医療に携わる職員が助からなければ患者を助けることはできません。限られた医療資源が有効に利用されるためには、当然のことながら医療職一人ひとりが災害から自らの身を主体的に守り、早急に災害医療体制を築くことも大きな要素となります。大規模な災害の発生下では、インフラや情報の断絶を前提に考え、詳細な指示がなくても職員間の共通認識のもとで必要な医療体制を構築できるようにすることが求められます。

　どんなに素晴らしいマニュアルが揃っていても、災害を想定して動いたことがある人と、そうでない人には大きな差があります。訓練やシミュレーションを行ったことのない人に、必要な行動をとるように求めても、何から準備をしてよいかわからず慌てふためいて、非効率な対応になってしまうでしょう。思いつきで災害時の医療体制を効率よく運用することなどできるはずがありません。また、実際に被災した状況でマニュアルを1ページ目から読み出すことも有効とはいえません。訓練やシミュレーションを行うことによって、基本的な行動や判断をカラダで覚えることができれば、対応はスムーズにいくはずです。

※　プリベンタブル・デス（Preventable deaths）
　適切な医療対応がなされれば救命できた可能性のある死。つまり予防できる死亡のことをいう。災害医療の目的として、Preventable deathsの数を最少とすることが重要とされる。

2. 医療機関におけるBCP

（1）医療BCPとは「災害対策＋医療の継続」

　BCPとはBusiness continuity planningの略で、事業継続計画を意味します。医療機関におけるBCPとは、大規模災害をはじめとする危機的事象の発生によって、医療機関が医療の提供が困難になる可能性を想定し、医療提供機能を維持・継続できるよう事前に準備し、体制を整備する仕組みのことをいいます。従来の災害対策が初動を中心とした応急的な対応を定めたものであったのに対し、BCPは「医療の供給を継続する」という観点を持ち、「災害対応＋医療の継続」のための準備という踏み込んだ計画になっています。地域医療を支えるという強い理念を持つ医療機関であれば、実効性の高いBCPを構築し運用するのは当然のことといえます。地域住民の生活の継続を確保するという点で考えれば、医療機関のBCPは、自衛隊や消防、警察といった行政機関のBCPや、電力、通信、燃料、鉄道などインフラ企業のBCPによく似た性質があります。

（2）大規模災害にも負けない医療体制づくり

　医療機関のBCPの特徴は、災害等の発生により要援護者や負傷者への対応が急激に増加するなかで、限られた医療資源を供給、配分しなければならない点にあります。医療資源が限定された状況で平時に行っているすべての業務を継続することは事実上不可能です。実施する診療を絞って優先すべき医療の継続に注力したり、優先して診療する患者を選択したりする必要があります。

　また、BCPでは機材やシステム等が使えなくなることを前提に平時と

異なる方法で業務を実施することも盛り込んでおく必要があります。大規模な災害の発生によって現場が混乱している状況のなかで、通常よりも多くのニーズに応える医療を行うことは困難を極めます。医療のBCPは他業界のBCPと違い、こうした困難な状況を想定して被災時に判断を誤らないように、事前によくシミュレーションを行い、検討することに大きなポイントがあります。

　また、災害時ならではの重要事項やチェックすべき事項を整理した準備をBCPという計画に落とし込み、訓練やシミュレーションなどによってブラッシュアップして、運用・管理する仕組みを医療継続マネジメント（BCM：Business continuity management）といいます。さらに、自院が直接被災しない場合であっても、BCPを策定した医療機関が早期のうちに被災地域に入り医療継続をバックアップできれば、広範囲で災害医療の供給体制が整うことになります。今後は、災害に強い医療体制づくりも視野に入れた医療BCPの構築・運用が求められていきます。

> §1 これだけは押さえたい！ 医療BCPと訓練の位置づけ

3. 医療BCPの実効性を高める取り組み

(1) 緊急連絡網は本当に機能するのか？

　ある病院で、「緊急時の安否確認はどのように行いますか？」と質問をした際、緊急電話連絡網を見せてもらったことがあります。私は、「もし休日の夕方に震度6強の地震があったとすると、この連絡網で職員の安否確認と病院への医療スタッフの参集は、どれくらいかかると想定していますか？」と聞いてみました。すると、「震度6強では、おそらく電話は通じませんね」という回答が返ってきました。

　震度5強以上の地震が発生すると、固定電話や携帯電話は通信会社による通話制限がかけられ、電話がつながりにくくなります。こうした状況を「輻輳（ふくそう）」といいます。また、誰かと通話できたとしても、その通話中は他の人と連絡を取り合えませんから、病院ほどの大きな組織で通話連絡網による安否確認を行おうとしたら、相当な時間を要します。これでは医療の継続に支障をきたしてしまいます。

　実効性の高い医療BCPとは、このように1つひとつの手順などが実際に医療の継続に有効な方法なのかをシミュレーションを行いながら検討し、何度も見直していった結果、できあがるものです。

(2) 職員一人ひとりの的確な判断・行動がカギを握る

　緊急時の対応では、通常と異なった状況下で多くの判断と決定を行うことが求められます。職員一人ひとりは、瞬時に自分自身が行うことを自分で判断しなければなりません。優先順位の判断を大きく間違えてしまえば、貴重な医療資源を無駄にすることになりかねません。もし何をしてよいか

迷う指示待ちの職員ばかりであれば、かえって足手まといになり、災害対応は遅れてしまいます。医療機関での対応の遅れは、患者さんに直接影響してしまいます。実効性の高い医療BCPは、職員一人ひとりが最低限行うべきことを認識し、指示がなくても的確な判断と行動がとれるように準備されたものです。役割や階層ごとに職員が有機的に結びつき、チーム一丸となって動けるように組織全体に浸透しているものです。

とかく、医療現場では「BCPどころではなく日常業務が忙しい」「管理部門は現場がよくわかっていない」「いざとなれば、何とかなる」といった言い訳が聞かれます。事務部門からは、「予算がない」「現場の意識に浸透していかない」「通常業務を止められないから訓練ができない」といった「できない理由」もよく聞こえてきます。果たして本当にそうでしょうか？

§1 これだけは押さえたい！ 医療BCPと訓練の位置づけ
4. 訓練こそがBCPのスタートライン

（1）災害時に実行できなければ意味がない！

　BCPを策定しても、災害時に実行できなければ、そのBCPは事務方の自己満足で終わってしまいます。BCPは、どこかに提出するための書類づくりではなく、被災時に早期復旧と医療継続を可能にするためのものですから、実際に動けるものになっていなければなりません。BCPの作成手順に沿ってフォーマットに必要事項を埋めることに囚われていては有効なBCPを作成することはできません。十分にシミュレーションを行い、訓練を重ねたうえで練られたものが、最も実効性の高いBCPです。何度もシミュレーションを行ってできたBCPは、いざというときに機能しやすくなります。マニュアルを見なくても必要な行動をとり、的確な指示が出せるようになります。

（2）BCPのマネジメントサイクルを回す

　もちろん、BCP策定済みの病院にとっては、訓練や演習を行うことにより、立てたBCPの課題を見出すことができますので、BCPのマネジメントサイクルができあがることになります（**図表1-3**）。医療BCPのマネジメントサイクルを回すことができれば、災害対応に強い組織となり、危機対応力のある組織風土が醸成されます。病院組織には「医療継続マネジメント」を定着させる必要があります。

図表1-3　医療BCPのマネジメントサイクル

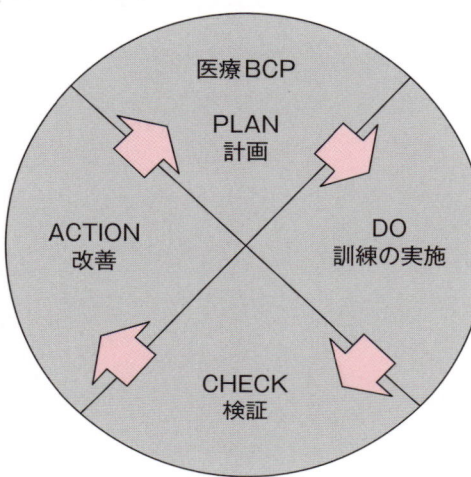

訓練・演習等によって医療BCPのマネジメントサイクルを回し、BCP（事業継続計画）をBCM（事業継続マネジメント）にする

医療BCM（医療継続マネジメント）

シミュレーション訓練の風景

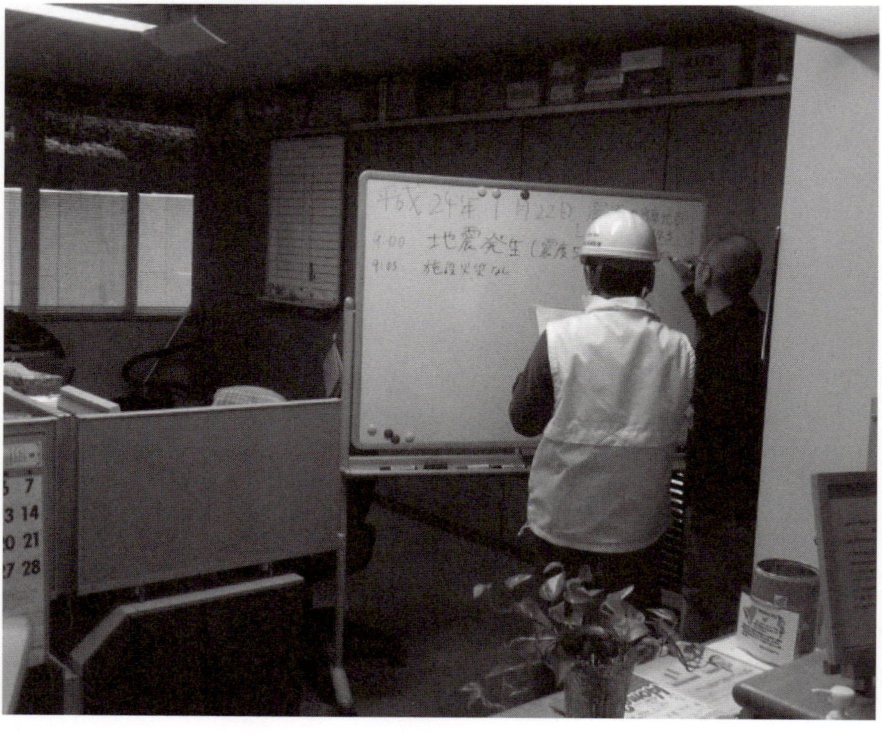

5. 医療BCP訓練の種類と企画

（1）災害時を想定した訓練を企画する

　ひと口に訓練といっても数多くの種類があります。特に「医療の継続」を目的とするBCPの訓練では、災害時の初期対応という従来の災害訓練だけではありません。限られた医療資源を有効に利用するためには各部門が状況判断できるようにする訓練が求められます。訓練の参加者についても、院内の特定チームだけで行うものから、行政や他の医療機関と連携して行うものまで多様です。訓練を企画する際は、災害の発生から医療継続のプロセスを時系列で見渡し、各フェーズ（段階、局面）で何を行う必要があるかを押さえたうえで、内容を検討する必要があります（**図表 1-4**）。

図表 1-4　災害発生時の基本的な流れと必要な訓練

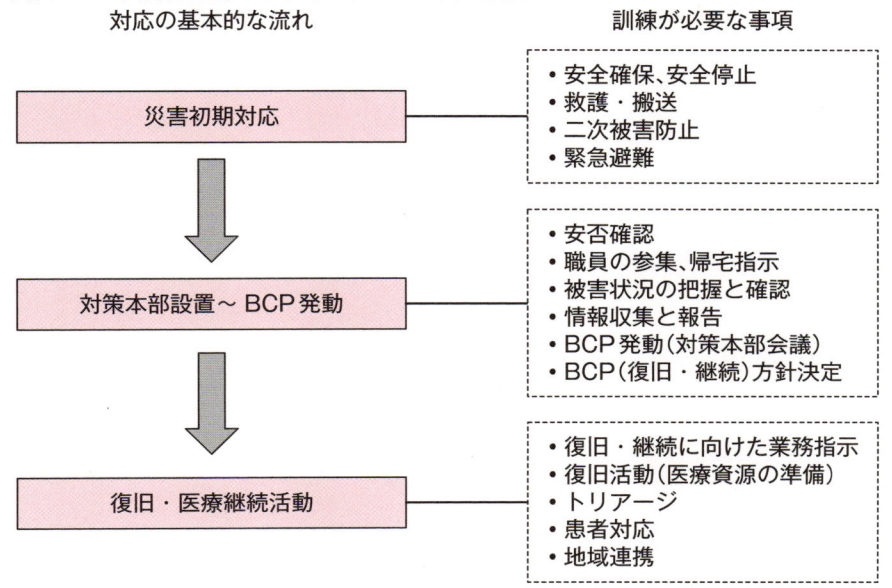

(2) 訓練の種類と各訓練の種別

次に訓練の種類と各訓練の種別を紹介します(**図表1-5**)。これらの訓練のうち、この本では組織全体の災害対応力を決定づけるシミュレーショ

図表1-5　医療BCP訓練種別

訓練の種類	訓練の内容	参加者
職員初動訓練	災害発生から30分間に、職員一人ひとりが誰からの指示がなくても必要な行動をとることができるか	全職員
避難訓練	外来患者の二次被害を防止するために、患者を安全な場所に移す的確な誘導および搬送ができるか	
安否確認訓練	大規模な災害発生時に、職員自身が自分と周囲の被災状況を確認したうえで情報を自院本部に的確に伝えられるか	
帰宅参集訓練	発動基準に沿って参集すべき職員が参集できるか、被災状況を勘案して職員に的確な帰宅指示を行えるか	
トリアージ訓練	傷病者の重症度・緊急度を考慮して、救出・治療・搬送の優先順位を決め、必要な誘導を行うことができるか	各部門
災害現場対応訓練	各病棟や手術室など、診療部局ごとに現場で確認すべき事項を整理し、的確な判断ができるか	
救急対応訓練	負傷者や転倒者への初期対応を行い、被害を最小限に抑えることができるか	
傷病者対応(搬送)訓練	自院の役割・医療資源と患者の状況から判断して、連携する機関等に搬送すべき患者を移送することができるか	
緊急手術訓練	緊急手術が必要な患者に対して、被災している状況のなかで最低限どのような手術が可能かを判断し実施できるか	
災害対策本部訓練	大規模災害発生時に通信やインフラの使用が制限されるなかで、指示がなくても対策本部を設置できるか	病院幹部
インフラ・設備復旧訓練	インフラや設備が緊急停止した場合に、医療機器などへの影響を最低限に抑えつつ復旧することができるか	
災害拠点病院体制訓練	地域の災害拠点病院との相互連携を図り、自院や他院からの応援を相互に行うことができるか	地域連携
地域住民との連携訓練	県や地方自治体との連携を踏まえ、地域の自治会や町内会と連携し、それぞれの役割を果たすことができるか	
被災時在宅支援訓練	地域包括ケアシステムのなかで、他の機関と連携して地域で被災した災害要援護者への対応ができるか	

ン訓練について解説します。特に第2章以降では、「災害対策本部の設置訓練」の具体的な方法と進め方を紹介します。

（3）「リスクの想定」をどう考えるか？

①想定外は言い訳にすぎない

　大規模な災害などが発生し、その対応に問題が生じた場合に「想定外の事象だった」といった言葉をよく耳にします。この「想定外」という言葉を聞くと、「想定できない災害だったので、対応できなくても仕方がない」という責任逃れの言い訳のように聞こえることがあります。危機管理では、リスクを想定して対策を講じることが基本であり、想定外のリスクはできるだけ少ないほうがいいわけですが、どんなにあれこれと想定しても、「想定外のリスク」は生じてしまいます。では、リスクの想定をどう考えればよいでしょうか。

②予想と想定の違い

　リスクを想定するためには、まず「想定とはどういうことか」を認識する必要があります。予想と想定は異なる概念ですが、ときに混同されて使われることがあるので留意する必要があります。予想とは、将来起こりそうなことをあれこれと想像することです。あり得ないかもしれないことも、予想をすることは可能です。

　一方で、想定とは、「震度7の地震を考えて対策を打つ」などのように、対策を講じる際に設定する「前提条件」です。震度7の地震があり得るかどうかを考えるのではなく、震度7になった場合を設定します。災害対策を考える際には、起こり得るか起こり得ないかをあれこれ考える（予想する）よりも、設定したリスクが必ず起きると考える（想定する）ことが必要となるのです。

想定は前提条件ですから、前提としなかった条件は「想定外」となります。ですから「想定外」は十分にあり得ることなのです。「想定外」を言い訳にするのではなく、「想定外も起こり得る事態」と考えて、実際に想定外の事態にいたった場合に行動できるようにしておかなければなりません。立てた対策のなかで重視されていることや優先事項から考えて、その場で的確な判断が行えるように、方針や考え方を十分に周知しておくことが求められます。そして、想定レベルを設定する際には、地域社会からの要請に応えるべく、医療機関として果たすべき責任の度合いによって判断します。震度7の大規模地震が発生しても、早期の医療継続が求められるのであれば、震度7のレベルは想定しなければならないということです。また、何らかのリスクの出現によって患者が二次被害に遭うことが考えられる場合には、そのリスクも想定のなかに入れておく必要があります(**図表1-6**)。

③要因想定と結果想定

　では、具体的にリスクを想定するにはどのような考えを持てばよいでしょうか。想定外のリスクをできるだけ少なくするための重要な考え方として、リスクの想定を2つに分けて設定します。1つは「要因想定」で、もう1つは「結果想定」という考え方です(**図表1-7**)。

　要因想定は、たとえば「平日夕方6時、震度6強の地震発生」というように、事象やリスクの要因を想定することです。この想定のメリットは、どのような事態になるかという臨場感を持つことが可能なため、訓練やシミュレーションを行ううえで有効です。デメリットとしては、現実にどのような被害を受けるかを具体的に想定することには限界があり、想定を超える事象が起きやすくなるということです。

　結果想定は、たとえば「院内の電源喪失」といったように、何が原因で電源が失われるかといった要因に関係なく、自院にとってどのような事態

が危機的事象かを想定することです。医療を継続させるうえで致命的となる事態を想定するBCPでは欠かせない方法なのですが、一方で対策を考えるうえで必要となる原因事象が想定されないため、有効な予防策が打ちにくいというデメリットもあります（**図表1-8**）。2つの想定方法のメリットとデメリットを勘案してリスクを想定しましょう。

図表1-6 「リスクの想定」をどう考えるか

1	**想定とは？（予想と想定は異なる）** 「予想」は、将来のリスクに関して見当をつけること 「想定」は、リスク対策を講じる際に必要となる前提条件
2	**想定外は当然に起こり得るものと捉える** 想定を超える事象は起こり得るものと捉え、立てた対策から応用させる 応用を可能にするために、行うべき重要事項・優先事項を周知する
3	**医療機関の社会的責任で判断する** 自院の社会的役割・地域社会からの要請はどのようなものか？ 医療機関が起こし得る二次被害（人災）を防止する

図表1-7 リスク想定の考え方（要因想定と結果想定の違い）

要因想定
想定の対象例…平日夕方6時、震度6強の地震発生、震源地○○地方 メリット………訓練やシミュレーションを行ううえで有効 デメリット……現実にどのような災害が起きるかを具体的に想定することには限界があり、想定を超える事象が起きやすい

結果想定
想定の対象例…病院内の電源喪失 メリット………外部要因に関係なく、院内で何が止まることが危機的事態に陥るかを想定する際に有効 デメリット……事象の原因がわからないと、対応策や予防策の有効性を評価しにくい

図表1-8 結果想定の例

項目		想定被害内容
電気		発災後3日間の停電
水道		発災後10日間の断水（3日後に給水車による供給あり）
ガス		発災後2週間の供給停止
通信	固定電話	通話規制により2日間つながらない
	インターネット	12時間使用不可（電力の供給状態にも依存）
	携帯（通話）	通話規制により2日間つながらない
	携帯（メール）	12時間輻輳
道路		高速道路は2週間程度の通行止め 幹線道路は3日間程度、緊急車両以外通行止め その他の道路は渋滞の発生により、通常の3倍の所要時間が必要
鉄道		3日間の運行停止。その後、順次運行再開
物流		緊急物資輸送以外の輸送は困難（3日間程度）
燃料		1週間程度の不足（連携や協定はこの限りではない）
職員		一部負傷者出社不可（家族の負傷や家屋の損壊等を含む） （出勤率想定：被災1日目3割、2日目5割、3日目8割）
モノ	施設・建物	耐震性の低い建物の倒壊・損傷
	設備	固定していない設備の転倒・移動
	材料・薬剤	2〜5日程度供給不能
	情報システム	固定していないサーバー、基幹コンピューターの転倒・損傷、バックアップのないデータの喪失
現金		銀行ATMの取り扱いに制限あり。1日につき10万円までの入出金に制限

SECTION 2

これならできる！
シミュレーション訓練の
具体的な進め方

§2 これならできる！ シミュレーション訓練の具体的な進め方
1. 組織対応力はシミュレーション訓練でわかる

(1) 実動訓練とシミュレーション訓練

　多くの方が「災害時の訓練」と聞いて連想するのは、実際にカラダを動かす「実動訓練」ではないかと思います。実動訓練はアタマで考えるよりも災害時に必要な行動をスムーズに行うためのもので、あれこれ考えず「災害対応に必要な行動をカラダで覚えるもの」ということができます。

　一方で、災害時に病院組織を有効に機能させるためには、実際にカラダを動かす訓練だけでなく、「被災した状況で何を優先してどのような行動や指示を行う必要があるかを考える訓練」が欠かせません。こうした訓練のことを、実動訓練に対して「シミュレーション訓練」といいます（**図表2-1**）。優先順位の判断を間違えて行動を起こせば、災害からの復旧は遅れますし、医療資源の無駄にもなりかねません。担ってもらうべき人に的確な指示が出せなければ、組織行動はバラバラになって機能しなくなります。

(2) シミュレーション訓練が災害対応力を左右する

　実動訓練だけしか行わず、組織の司令塔となる幹部や管理職が状況判断や対策本部会議などのシミュレーションを行わずに、対応の多くを現場に任せれば、計画性のない場当たり的な対応となってしまい、場合によっては指示ミスや組織としての判断ミスという結果を招きかねません。組織が機能不全となる可能性は高まり、入院患者や搬送された患者、外来に押し寄せた地域住民にその影響が及んでしまいます。

　災害に対して組織全体が一丸となって行動するために、各職員が自主的

§2 これならできる! シミュレーション訓練の具体的な進め方

図表2-1　シミュレーション訓練の風景

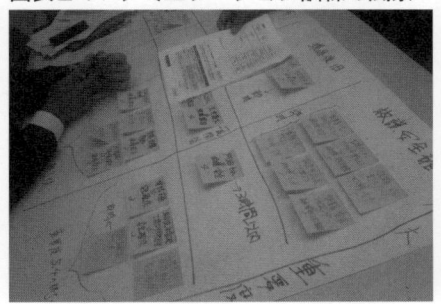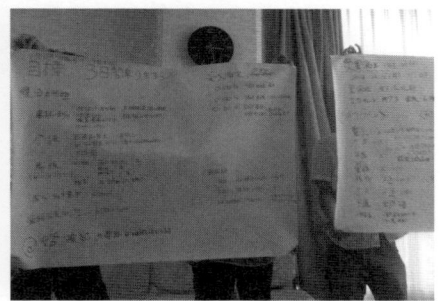

にできることは職員に任せ、司令塔となる幹部や管理者は、先を見通して段取りを組み、外部と連携を図るなどに集中することが大切です。そのためには、さまざまな被災状況を想定して、多様な状況の違いによる判断力の養成が欠かせません。病院組織全体の災害対応力はシミュレーション訓練次第で決まるということができます。

§2 これならできる！シミュレーション訓練の具体的な進め方

2. シミュレーション訓練全体の流れ

　シミュレーション訓練は、レベルに応じていくつかの種類があります。ここでは「初級編」「中級編」「上級編」に分けて解説します。

◆初級編

（1）読み上げ訓練

　初めてシミュレーション訓練を実施する場合は、読み上げ型で訓練を行います。「読み上げる」と聞くと簡単なことのように思われるかもしれませんが、病院のように部門によって役割が分かれる組織では、他の部門のBCPを読み上げて共有するだけでも効果はあります。何らかの被災状況を設定して、あらかじめ立ててあるBCPや災害対応マニュアルを読み上げながら、どのような行動が求められるのかを参加者全員で確認します。

　部門や役割によって行うことが異なる点では、それぞれの行動を確認して連携に活かせるようにします。たとえば、事務部門がインフラなどをどのように復旧させるのか、中央材料部は備蓄している器材や滅菌材料などをどのように準備するのかなどを診療部門や看護部門が確認します。

　同時に、外来対応では地域から多くの患者が訪れることが考えられるため、トリアージなどの準備を誰が行うのか、地域の診療所や後方医療機関との連携はどのように行うのかなどを病棟部門が知っておく必要もあります。自部門の役割を認識しておくのはもちろん、他部門の役割も知っておくことによって、災害時における病院全体の対応力が上がるように訓練します。簡単な読み上げ訓練としては、病院内の館内放送の読み上げ訓練が

あります(**図表2-2、2-3**)。

(2) 質問形式による図上訓練

　読み上げ訓練ができたら、次は状況別にそれぞれ必要な判断ができるかどうかの訓練を質問形式で行います。訓練事務局がBCPに基づいて質問文をあらかじめ作成します。事務局が質問文を読み上げ、対応するスタッフが回答することで演習型の訓練を行います。次に質問形式による図上訓練の例を挙げます(**図表2-4**)。

図表2-2　読み上げ訓練①時系列で行うべき基本事項の例

経過時間	基本的な対応事項	読み上げ後の振り返り
発災直後	職員自身の安全確保 患者の安全確保 参集基準に基づいた職員の参集 館内放送(その後適宜) 火災等の確認 必要に応じた避難指示　など	安全を阻害する要因はないか 指示がなければ動けない点はないか スムーズに進行できない点はないか マニュアルを確認した点はあるか
発災後 30分以内	負傷者への対応 避難誘導 ライフラインの確認 施設・設備等の点検、被害状況の確認 自家発電等の作動　など	状況判断で困った点はないか 重要な二次被害を予見したか ライフラインの確認は役割分担できたか 連携するうえで問題点はないか
発災後 1時間以内	施設・設備等の応急対応 対策本部に集合 立ち入り禁止場所の表示 備蓄品配布および使用　など	暫定的対応と根本的対応を分けたか スムーズに対策本部を立ち上げたか ビジュアル的にわかりやすい表示ができたか 備蓄品に不足はなかったか
発災後 1時間以降	医療継続判断 職員体制の整備 患者家族への情報提供　など	当面行わない業務を特定したか 適材適所に人員を配置できたか 情報インフラの選択は適切だったか

図表2-3　読み上げ訓練②館内放送例

1　地震発生直前（緊急地震速報）

皆様にお知らせいたします。緊急地震速報が出されました。強い地震に備えてください。落下物から身を守ってください。姿勢を低くして、頭を保護してください。落ち着いてその場で待機してください。危険物の近くにいる方は離れてください。火を扱っている方はただちに火を消してください。

2　地震発生直後

施設内の皆様にお知らせいたします。ただいま、大きな地震がありました。
余震の恐れがありますので、落ち着いてその場で待機してください。
落下物の危険がありますので、姿勢を低くして頭を守ってください。
職員にお知らせします。それぞれの役割分担にしたがって、チェックリストを使用し、患者様の安全確保と施設内の点検を行ってください。
病棟リーダーは、職員の安否を確認し、1階事務所の対策本部に集合してください。

3　地震発生より約20分後

皆様にお知らせいたします。先ほどの地震は、東京湾北部を震源とする地震で、この地域の震度は6強との報道がありました。周辺の安全と安否確認を行ったところ、患者様と職員全員の安全が確認できました。火災や建物内の被害も出ていない模様です。これから災害対策本部会議を開きます。関係者は1階事務所に集合してください。

図表2-4　大規模災害を想定したシミュレーション訓練例

大規模地震：シナリオ1

あなたは病棟に勤務している看護師だとします。たった今、震度7の地震が発生しました。揺れが激しく、病室の什器や医療機器が倒れ、備品は散乱し、花瓶などが床に落ちて割れています。病室を歩いていた患者さんのなかには倒れて動けなくなっている人もいます。さて、あなたはどうしますか？

☐自分の身の安全は確保できるか
☐被災した直後に、指示がなくても各自が何をすればよいかわかっているか
☐確認すべき医療機器、器材、患者の状況を把握しているか
☐二次被害を防止するための安全確認を行うことができるか
☐避難経路などが把握できているか
☐応急処置や救命対応はできるか
☐事務部門は、現場のスタッフをどのようにサポートすることになっているか
☐ストレッチャー、車いすなど搬送用器材を準備できるか
☐入院患者に現在の状況を説明できるか
☐地震の程度や院内の他部署状況など、情報が収集できるか

§2 これならできる！ シミュレーション訓練の具体的な進め方

大規模地震：シナリオ2

地震が発生して数時間が経過し、病院の外来には多数の患者さんが詰めかけていますが、すべての患者さんに対応できない状況です。さらに、電力の供給に限りがあるため節電せざるを得ず、待合いでは「暑いから何とかしてくれ」という患者さんもいます。職員のなかには、保育園に子どもを預けている者もおり、不安のなかで対応せざるを得ない状況です。もし、あなたが看護部長であれば、どのような指示を出しますか？

☐ 医療を継続させる体制づくりに必要な最低限の人員と役割を把握しているか
☐ 災害時の外来受付体制についてシミュレーションを行っているか
☐ 患者のトリアージが機能するようになっているか
☐ 避難してきた地域住民への対応基準が決まっているか
☐ 節電時の電力使用のシミュレーションを行っているか
☐ 職員の帰宅参集基準が決まっていて、機能的になっているか
☐ 患者に納得のいく説明ができるようになっているか
☐ 他の病院からの受け入れ態勢が確保できるか
☐ 他の病院への搬送準備ができるか
☐ 在宅医療の患者に対して、医療機器が停止しないようにサポートできているか
☐ 地域の関係機関や他の病院が何を応援すればよいか明確になっているか

◆中級編

（1）情報共有訓練

　災害対策本部の立ち上げや各組織の災害時ブリーフィング（簡単な報告、指令）などのシミュレーションを行う場合には、設定した被災状況を訓練参加者に配布して、情報共有する訓練を行います。訓練参加者は最初にチーム内で役割を分担します。対策本部長、対策本部事務局、被害状況確認・情報伝達担当、現場復旧・診療体制構築担当といった役割が考えられます（図表2-5）。

　訓練参加者一人ひとりに少しずつ異なった被災情報を配布し、それぞれが持ち寄った情報をグループで読み上げ、組織として共有し、状況を整理、分類する演習です。災害時に実際に情報を収集する際も、ある病棟から被害状況確認担当者に「空調が壊れて室温管理ができない」という報告があ

図表2-5　訓練参加メンバー（対策本部メンバー）の役割分担例

役割	内容
対策本部長	緊急時の意思決定に関するすべての責任と権限を持つ
対策本部事務局	対策本部の運営事務、進行管理とプランニング、各責任者間の調整、予算管理についての責任と権限を持つ
被害状況確認・情報伝達	職員の安否確認、建物・設備の点検、被害状況の確認、現場と対策本部との情報共有などに関する責任と権限を持つ
外部渉外	行政および関係機関、外部事業者との連絡、指示、交渉、情報共有に関する責任と権限を持つ
インフラ整備・物資供給	インフラ整備、燃料の確保、医療器材・材料・薬剤の手配、備蓄品配布、搬送・輸送手段の確保、設備の緊急停止、危険物の漏えい・流出防止に関する責任と権限を持つ
現場復旧・診療体制構築	現場復旧と診療体制構築、医療対応の規模の決定、通常診療の中止（継続）、職員配置などに関する責任と権限を持つ
患者対応・救護・避難誘導	患者対応、来院傷病者対応、トリアージ、避難誘導・負傷者救助、応急手当、安全確保に関する責任と権限を持つ

がり、ある病棟からは、インフラ整備・物資供給担当者に「医療用ガスが足りない」という報告があがるなど、対策本部には各部署から多様な情報が集められます（**図表2-6**）。これらを整理して各部署に必要な対応ができるようにしなければなりません。

　こうした事態を想定した訓練を行うのが情報共有訓練です。「空調が壊れている」という報告を聞いた被害状況確認担当者は、インフラ整備・物資供給担当者に情報を伝えて空調の点検と修理の手配を行う必要がありますし、インフラ整備・物資供給担当者は空調の手配だけでなく医療用ガスの在庫を把握したうえで、現場復旧・診療体制構築担当者に診療体制の構築に向けてどれくらいの時間を要するかを伝えなくてはなりません。

（2）情報共有訓練の応用例

　さらに応用例として、被災情報を時間の経過とともに追加で配布し、共

図表2-6　対策本部を中心とした情報共有

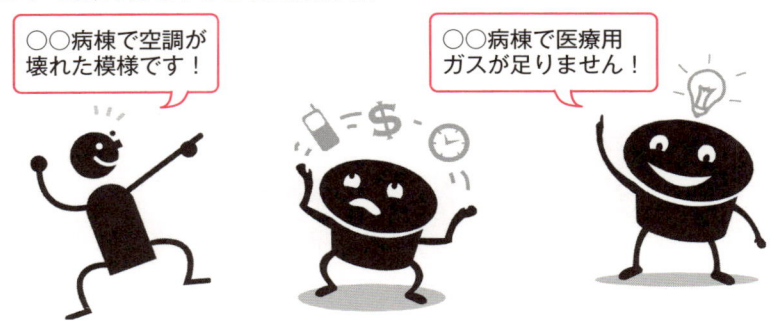

情報を共有できるように
対策本部が情報を整理できるか

有情報の更新を行う訓練も有効です。実際の被災場面でも時系列で情報は刻々と変化します。変化した情報が次々に伝えられ、対策本部が最新情報を更新して把握することが求められます。たとえば、「15時10分現在、看護部155名の安否が確認できました。7名が負傷して勤務できないとのことです。残り35名の安否は不明です」という報告があがり、次に「15時40分、看護部全員の安否が確認できましたが、○○エリアの国道が通行止めとなり、7名の負傷者に加え21名が勤務不可能とのことです。また、○○市が停電、ガス・水道停止という状況のため、市内在住者35名は明日まで出勤が困難と考えられます」など、追加で最新情報が次々に寄せられるといったケースが想定されます。

こうした変化情報を対策本部は常に最新の状態に更新して正確に把握するための訓練を行いたいところです。訓練事務局が事前に準備する被災情報の設定については40ページで解説します。

(3) 状況判断訓練

状況判断訓練は、図上シミュレーション訓練のコアといえるものです。

短時間でできるだけ効果の上がる図上訓練を行おうとする場合には、状況判断訓練だけを抽出して行ってもよいでしょう。訓練の進め方としては、情報共有訓練で共有された情報を訓練参加者に配布し、限られた時間内で情報を整理して優先順位をつけ、必要な役割を付与して指示・判断を行い、決定したことを掲示する手順で行います（**図表2-7、2-8**）。

　状況判断訓練では、被災情報から状況判断を行うステップや方法を事前にどこまで伝えるかによって難易度の設定が可能です。最終的に訓練によってどのような成果を期待するのかをワークシートなどによって示し、情報の整理・分類の方法を伝えたうえで訓練を行えば、訓練は比較的容易に進めることができます。

　逆に、訓練参加者に自由に討議してもらって、訓練後のまとめ方を指定しないで進めれば、訓練で試される要素が多くなり、成果物は多様にできあがります。訓練では、「どうまとめていいかわからなかった」といった感想が聞かれると思いますが、それだけ事前準備の必要性にも気づきやす

図表2-7　図上シミュレーション訓練実施の流れ（状況判断訓練の例）

（1）オリエンテーション13時30分〜 　①演習方法について説明 　②役割分担 　③資料、模造紙、備品等の準備 （2）演習実施14時00分〜15時00分（検討時間は60分） 　①資料配布 　②災害発生と発生時の状況説明 　③災害時に確認できた情報配布 　④訓練演習開始（対策本部会議実施） 　⑤課題解決（情報把握と優先順位判断） 　⑥模造紙への記入 （3）振り返りとグループ討議15時10分〜16時30分 　①決定事項を発表と共有 　②演習結果の評価・検証 　③検討と課題抽出（BCPの振り返り） 　④検討内容の発表と共有

figure 2-8 中級編(状況判断訓練)の進め方

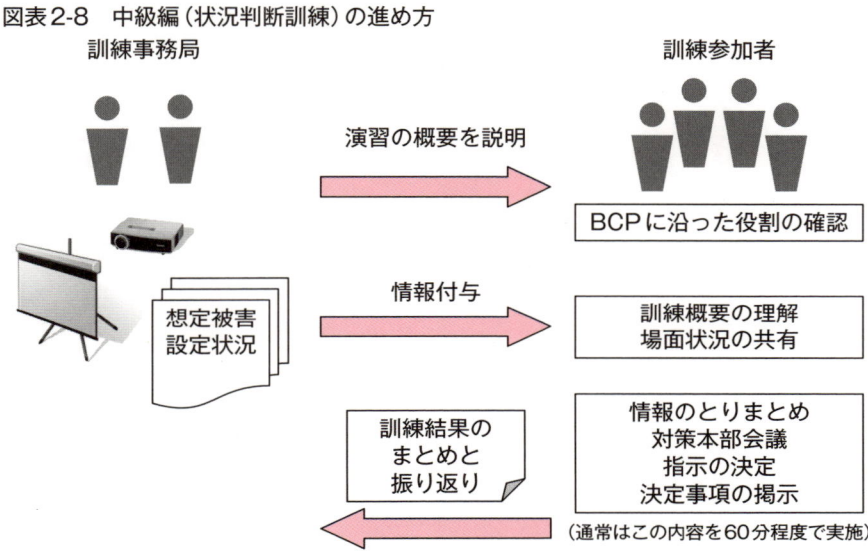

くなります。情報共有訓練と同様、訓練事務局が事前に準備する被災情報の設定については40ページで解説します。

◆上級編

(1) 対策本部の対応能力を把握する

　上級編は中級編を発展、応用させた形で実施します。訓練事務局の経験と能力はある程度求められますが、訓練参加者の災害時の判断能力がそのまま訓練結果となって表れますので、対策本部が実際にどれくらい機能するかを把握するためには、かなり有効な訓練です。つまり、対策本部の対応能力に関する課題が明確に見える訓練です(**図表2-9**)。

　ただし、あまり多くの人数で訓練を行うことが難しいため、病院幹部のみで実施する訓練として有効です。中級編では、訓練事務局が被災情報を

図表2-9　上級編（図上シミュレーション訓練）の進め方

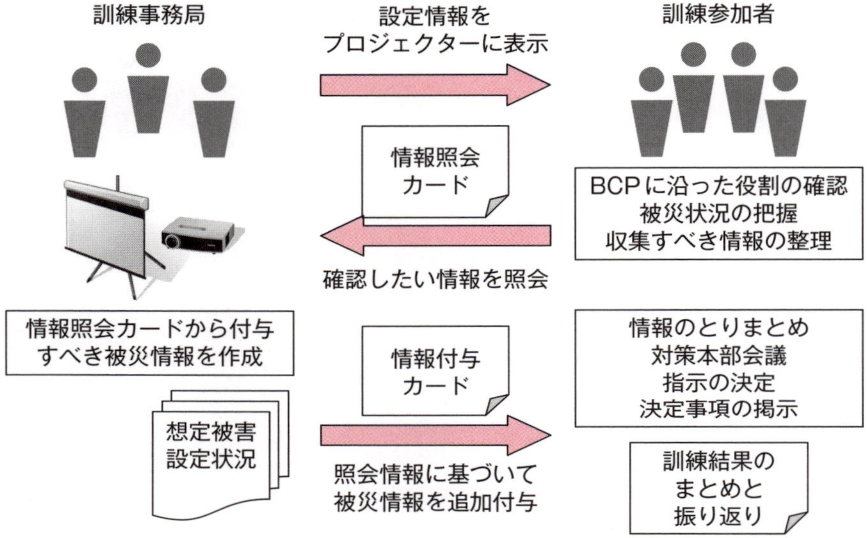

訓練事務局 → 設定情報をプロジェクターに表示 → 訓練参加者
- BCPに沿った役割の確認
- 被災状況の把握
- 収集すべき情報の整理

訓練参加者 → 情報照会カード（確認したい情報を照会）→ 訓練事務局

訓練事務局：情報照会カードから付与すべき被災情報を作成（想定被害設定状況）

訓練事務局 → 情報付与カード（照会情報に基づいて被災情報を追加付与）→ 訓練参加者
- 情報のとりまとめ
- 対策本部会議
- 指示の決定
- 決定事項の掲示
- 訓練結果のまとめと振り返り

配布して情報の共有や整理・分類、状況判断などを行うという形式でしたが、上級編では、訓練事務局が最初に配布する被災情報は極力少ないものにして、訓練参加者の取り組み次第で追加する情報を変えながら訓練を進めます。訓練参加者は、どのような情報を集めるべきかを想像し、誰と連絡を取れば必要な情報が集まるかを考えます。

　考えた結果、情報照会カードに「誰に」「どのような情報を」「どうやって」得るかを記入し、訓練事務局に提出します。他にも、具体的に「誰が」「どのような行動を」「どのようにとるか」などを情報照会カードに記入し、訓練事務局に提出します。訓練事務局は、情報照会カードに書かれた内容を見て、追加の情報を付与します。

　もし訓練参加者が、欲しい情報に対する着眼点が曖昧だったり、誰にどうやって情報をもらうかの記述が不足していたりした場合は、得られる情報も曖昧なものになります。そのため正確な情報が掴めず、その後の判断

ができないといったことが考えられます。

　反対に、訓練参加者がポイントを明確にして収集すべき情報を「いつまでに」「どんな形で」「誰から」欲しいのか明確にすれば、付与される情報の精度が上がるため、立てたBCPに基づいて早期の復旧と医療の継続が可能となります。

（2）情報照会カードと情報付与カード

　ここで情報照会カードと情報付与カードについて、詳しく解説します（図表2-10）。

①情報照会カードとは

　訓練参加者が訓練事務局に被災状況を問い合わせるためのシートです。最初に訓練事務局から被災情報を受け取ったあと、さらにどのような情報が欲しいかを参加者同士で話し合って洗い出し、カードに記入して事務局に提出するものです。被災状況から判断して、どのような情報を明確にしなければならないかを本部で検討して、書き記します。この書き方が甘いと被災時の状況把握も甘くなりがちです。誰に指示を出して、どのような情報を、どのような形で受け取る必要があるのか、また情報収集の目的は何かなどをできるだけ具体的に書けるかどうかがポイントです。

②情報付与カードとは

　訓練参加者に追加の情報を付与するためのカードです。事務局が参加者から情報照会カードを受け取り、あらかじめ設定していた被災の状況から情報を選び、参加者に付与します。情報照会カードに具体的な事項を詳細に確認したいということが示されていれば、付与する情報もそれに合わせて詳しくフィードバックするなど、参加者が記入状況によって、付与する

情報を曖昧にしたり正確にしたりしてもよいでしょう。もし訓練参加者が多く、多数のグループに対して事務局が個別に応じるのが難しい場合には、あらかじめ一定の情報付与カードを複数枚用意しておいて、参加者が情報照会カードに書いたカテゴリーごとに同じ情報付与カードを配ることもあります。事務局と参加者のそれぞれの処理能力に応じて、情報の問い合わせと付与の方法を考えるとよいでしょう。

図表2-10　情報照会カードと情報付与カード

〈情報照会カード記入例〉

照会番号	001	照会先	A病棟
照会時刻	11：00	照会者	対策本部事務局
照会方法	口頭	受信方法	口頭
件　名	施設内部・設備等の損壊状況		
照会内容 施設内の建物内部・設備等の損壊状況と復旧見込みについて現時点の情報をお知らせください			
訓練参加者⇒事務局 照会したい内容を問い合わせる用紙			

〈情報付与カード回答例〉

照会番号	001	発信元	A病棟
発信時刻	11：20	付与先	対策本部事務局
発信方法	口頭	情報の制限	特になし
件　名	建物・設備等の損壊状況		
付与内容 A病棟は1か所天井の剥がれ落ちを確認 ガラス破損により外気に触れる事態発生 厨房の冷蔵および冷凍庫が停電により停止 調理はしばらく停止、復旧見込み不明			
事務局⇒訓練参加者 問い合わせに対する回答用紙			

§2 これならできる！ シミュレーション訓練の具体的な進め方

3. 訓練の企画と事前準備の留意点
（事務局、参加者の役割・準備・手順）

（1）訓練内容の企画立案

　訓練の企画は次の手順で行います（**図表2-11**）。訓練内容の企画で最も重要なのは、訓練で何を習得するかを定めることです。訓練企画の手順では、「訓練課題の設定」と「被災状況の設定」がポイントになります。一度の訓練で行うことができる被災時のシミュレーションには限界があるため、どのタイミングで何をどのように行うのか、という課題を明確に設定する必要があります。

　課題が明確になると、被災状況をどのように想定するかを検討することになります。訓練課題に応じて、厳しい被災状況を設定するのか、ある程度インフラなどが整っている状況を設定するのかなどを考えるということ

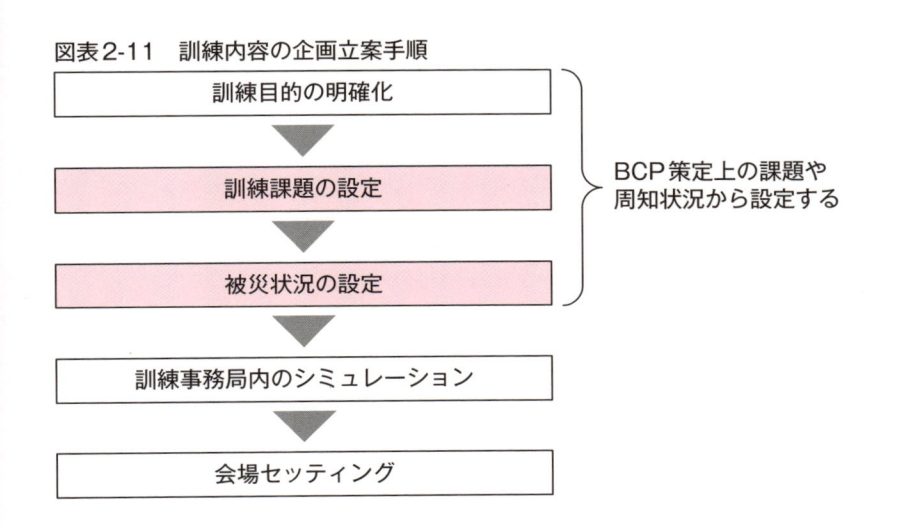

図表2-11　訓練内容の企画立案手順

```
┌─────────────────────┐
│　　訓練目的の明確化　　　│
└─────────────────────┘
          ▼
┌─────────────────────┐
│　　訓練課題の設定　　　　│┐
└─────────────────────┘│ BCP策定上の課題や
          ▼             │ 周知状況から設定する
┌─────────────────────┐│
│　　被災状況の設定　　　　│┘
└─────────────────────┘
          ▼
┌─────────────────────┐
│　訓練事務局内のシミュレーション　│
└─────────────────────┘
          ▼
┌─────────────────────┐
│　　　会場セッティング　　　│
└─────────────────────┘
```

です。かなり対応が難しくストレスのある状況で訓練を行う場合と、そうでない場合とでは、訓練によって得られるものが異なります（**図表2-12**）。

（2）訓練の落としどころを設定する

　訓練の目的が明確になり訓練で習得したいテーマが定まると、訓練の"落としどころ"を設定します。たとえば「情報が錯綜して混乱している状態から、いかに指示を出して正確な情報を把握するか」「一度にたくさんの決定や判断をしなければならないなかで、重要な優先順位の判断ができるか」というように、訓練で考えてもらう重要ポイントを定めます。つまり、訓練参加者に指示したり判断したりしてもらう点を落としどころにします。訓練でなければ認識できない状況を考え、被災状況の設定を行います。

　また、状況設定では時系列で情報がどのように変化するかも想定しなければなりません。被災後30分経過して集まる情報と被災後3時間経過して集まる情報では、情報の精度が異なります。被災直後の状況設定では、曖昧な情報を参加者に与えて、現場に指示して情報を把握することがメインの訓練になります。被災後ある程度、経過しての状況設定では、ある程

図表2-12　訓練シナリオに盛り込む克服課題

- 被災後の情報不足
- 情報の分類と意思決定
- 優先課題の発見
- 指揮命令系統の確立（対策本部機能の立ち上げ）
- 現場指示と状況報告
- BCPに基づいた復旧計画立案
- 関係機関との情報共有
- 二次災害の防止
- 帰宅指示（帰宅困難者への対応含む）
- 備蓄品の配布
- 地域社会への貢献

度の情報が収集できていますので、多くの得られた情報から優先順位を判断する訓練になります。

(3) 参加者の役割に応じて付与する情報を変える

　より臨場感のある訓練にする工夫例として、参加者の役割に応じて付与する情報を変える方法があります。たとえば、インフラ情報を付与する担当者を限定したり、患者情報は病棟担当者にだけ付与したりして、役割によって異なる情報を渡すようにします。把握している情報が参加者によって異なれば、対策本部会議で一人ひとりが持っている情報を報告し合い、全員で共有する必要があります。実際に被災した場合にも、対策本部に集まってきた職員によって持っている情報が異なることが考えられますから、より実効性の高い訓練になります。

　このように、情報のレベルや内容、付与方法の設定などによって、訓練のバリエーションは多様に考えられます。最初からシナリオを決めてシナリオ通りに進める訓練と違い、得られた情報から本部会議を開いて指示や決定をする訓練では、情報の散りばめ方が訓練で得られる「気づき」を左右するといえます。緊急性がありそうな情報や、重要な判断を求められる情報で、詳しく調べる必要のあることなどを同時に付与することで、起きた事象を重要度と緊急度に分けて把握し、優先順位をつけて判断する能力を養うことができるのです。

> §2 これならできる！ シミュレーション訓練の具体的な進め方

4. 被災情報の設定方法（レベル&被災種類別）

　想定被害は、訓練によって収集し終わった結果の情報から逆算して設定します。最後にどの状態に情報が収集できれば訓練は成功といえるか（ゴール）を設定し、そのゴールにいたるまでに、訓練の各ステップで何を判断し、どの点を考えてもらうべきなのか、落としどころにしたいポイントはどこかを考え、どのタイミングでどんな情報を付与すればよいかを設定します。

　訓練参加者は、少ない情報の状態から情報を把握する行動などによって、徐々に情報を確実なものにしていきます。訓練事務局は、最終的にゴールとしてまとめてもらいたい情報から逆に、少しずつ情報を付与します。もちろん、訓練参加者の行動によって付与する情報を正確なものにしたり、制限したりします。中級編の状況判断訓練だけを行う場合には、この訓練ステップのどこかを抽出して特定のフェーズのみ検討してもらいます（**図表2-13**）。

図表2-13　被災情報の設定

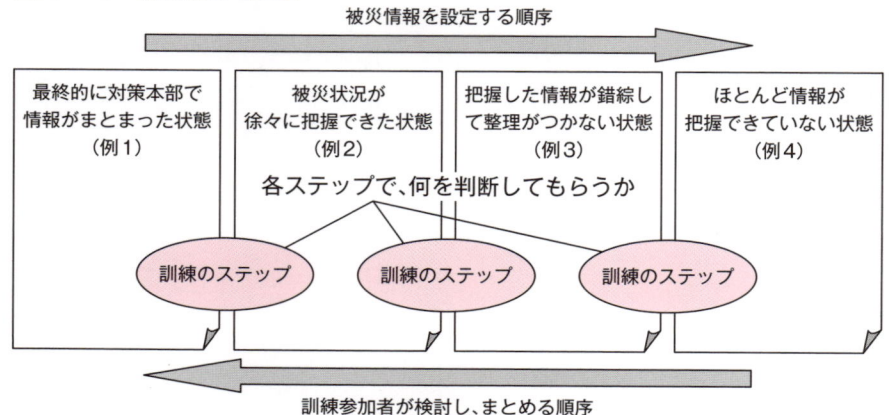

被災情報を設定する順序 →

最終的に対策本部で情報がまとまった状態（例1）	被災状況が徐々に把握できた状態（例2）	把握した情報が錯綜して整理がつかない状態（例3）	ほとんど情報が把握できていない状態（例4）
	訓練のステップ	訓練のステップ	訓練のステップ

各ステップで、何を判断してもらうか

← 訓練参加者が検討し、まとめる順序

§2 これならできる! シミュレーション訓練の具体的な進め方

例1　最終的に対策本部で情報がまとまった状態

分類	把握した被災状況	残課題
インフラ	非常用・自家発電以外の電源喪失（3日間停電見込み）	
	都市ガス2週間程度の停止、水道1週間程度の停止見込み	
	固定電話不通、携帯電話輻輳、メールは30分ごとに確認可	
	衛生電話、遠隔地との通話可能（被災地の固定電話とはつながらず）	
	インターネット使用可、無線使用可（ただし電源確保必要）	
	付近の高速道路・主要国道通行止め（通行可能な道路は大渋滞発生）	
	鉄道等の公共交通機関4日間不通の見込み	
	備蓄品倉庫で灯油ポリタンク上に落下物あり、灯油の一部が漏えい	
施設	建物躯体に問題はないものの、外壁の一部が大きく損傷	
	2階共有スペースの天井一部落下、1階と2階の壁面損傷	
	1階玄関の窓ガラス破損、3階病室4部屋で窓ガラス破損	
	1階手術室の自動扉が開閉不能（手動で開閉可能）	
	手術室の非常用電源は作動し、手術灯およびME機器等に影響なし	
	1階空調ダクト破損、地盤沈下により備蓄品倉庫の床に傾斜箇所あり	
設備・器材等	調理室のつり戸棚のフックをかけ忘れたことで食器やガラス器類が落下、破損	
	スプリンクラー誤作動により1階事務室が水浸し	
	院長室のキャビネット倒壊	
	病室および手術室の点滴スタンドが多数散乱（各職員が対応中）	
	医療ガス（酸素・窒素等）は2日分の備蓄があることを確認	
	医療ガス供給システムに異常なし	
	3階○○○室でテレビ、○○病棟○○○室、家具が転倒	
システム	基幹システム（オーダリングシステム、電子カルテ、会計システム、給与システム等）ダウン、メールサーバーは稼働	

分類	把握した被災状況	残課題
病棟患者	直腸癌手術中の65歳男性患者、手術を中止し閉創後、ICUへ	
	3階〇〇〇室75歳女性患者、テレビ落下で頭部に大ケガ（意識あり）	
	4階〇〇〇室63歳女性患者、階段で転倒し、骨折の疑い	
	2階〇〇〇室73歳男性患者、トイレで転倒し、動けず	
	4階〇〇〇室81歳女性患者、呼吸苦を訴えている	
	3階〇〇〇室41歳男性患者、自宅に帰りたいと強く要望（大騒ぎとなる）	
	面会にお越しになった患者家族（56歳男性と46歳女性）が、帰宅困難のため、しばらく病院に留まりたいと要望	
	〇〇〇室の患者家族（息子さん）より本人の安否を確認するメールあり	
外来	倒れた家具で腕を負傷した78歳女性が来院（骨折の疑い）	
	頭部を強打し出血している67歳男性が家族の車で来院（意識あり）	
	タンスの下敷きで意識不明（呼吸あり）52歳男性が救急搬送で来院	
	軽傷および自立歩行可能な患者が14名来院	
	近隣住民の34歳女性が足を負傷して0歳児を抱え3歳児とともに、一時避難場所として助けを求め来院	
職員	職員3名負傷（1名は頭部負傷）	
	当日休みの職員で行方不明者2名（安否確認できず）	
	出張中の院長と衛生電話で連絡がとれるも、帰院3日後の見込み	
	非常勤医師の家族（妻）より、夫が負傷（骨折）したので当分の間、勤務できない可能性があるとの安否連絡あり	
	家族と安否確認のとれない職員4名	
	保育園に子どもを迎えに行く必要のある職員5名	
	帰宅要望のある非常勤職員8名	
	対策本部員の事務スタッフは、家族と連絡がとれず	
	無断で帰宅した職員1名（勤務職員の人数確認後発覚）	

§2 これならできる！ シミュレーション訓練の具体的な進め方

分類	把握した被災状況	残課題
自治体	自治体に応援要請したところ、当日の応援は不可能との回答	
自治体	近隣中核病院より入院患者を10名受け入れて欲しいとの要望あり	
関連事業者	エレベータ点検事業者が点検に来るまでに12時間を要する	
関連事業者	燃料供給事業者からの供給には2日を要する見込み	
関連事業者	医療機器・材料・薬剤供給会社からの供給は24時間を要する見込み	
関連事業者	清掃および廃棄物処理事業者の業務開始まで2日を要する見込み	
関連事業者	ベッドリネン類の事業者は1週間業務停止の見込み	
関連事業者	食材供給会社は1週間業務停止見込み	

例2 被災状況が徐々に把握できた状態

分類	把握した被災状況	残課題
インフラ	非常用・自家発電以外の電源喪失（3日間停電見込み）	
インフラ	都市ガス2週間程度の停止、水道1週間程度の停止見込み	
インフラ	固定電話不通、携帯電話輻輳、メールは30分ごとに確認可	
インフラ	衛生電話、遠隔地との通話可能（被災地の固定電話とはつながらず）	
インフラ	インターネット使用可、無線使用可（ただし電源確保必要）	
インフラ	付近の高速道路・主要国道通行止め（通行可能な道路は大渋滞発生）	
インフラ	鉄道等の公共交通機関4日間不通の見込み	
インフラ	備蓄品倉庫で灯油ポリタンク上に落下物あり、灯油の一部が漏えい	
施設	建物躯体に問題はないものの、外壁の一部が大きく損傷	
施設	2階共有スペースの天井一部落下、1階と2階の壁面損傷	
施設	1階玄関の窓ガラス破損、3階病室4部屋で窓ガラス破損	
施設	1階手術室の自動扉が開閉不能（手動で開閉可能）	

分類	把握した被災状況	残課題
施設	手術室の非常用電源は作動し、手術灯およびME機器等に影響なし	
	1階空調ダクト破損、地盤沈下により備蓄品倉庫の床に傾斜箇所あり	
設備・器材等	調理室のつり戸棚のフックをかけ忘れたことで食器やガラス器類が落下、破損	
	スプリンクラー誤作動により1階事務室が水浸し	
	院長室のキャビネット倒壊	
	病室および手術室の点滴スタンドが多数散乱（各職員が対応中）	
	医療ガス（酸素・窒素等）は2日分の備蓄があることを確認	
	医療ガス供給システムに異常なし	
	3階○○○室でテレビ、○○病棟○○○室、家具が転倒	
システム	基幹システム（オーダリングシステム、電子カルテ、会計システム、給与システム等）ダウン、メールサーバーは稼働	
病棟患者	直腸癌手術中の65歳男性患者、手術を中止し閉創後、ICUへ	
	3階○○○室75歳女性患者、テレビ落下で頭部に大ケガ（意識あり）	
	4階○○○室63歳女性患者、階段で転倒し、骨折の疑い	
	2階○○○室73歳男性患者、トイレで転倒し、動けず	
	4階○○○室81歳女性患者、呼吸苦を訴えている	
	3階○○○室41歳男性患者、自宅に帰りたいと強く要望（大騒ぎとなる）	
	面会にお越しになった患者家族56歳男性と49歳女性が、帰宅困難のため、しばらく病院に留まりたいと要望	
	○○○室の患者家族（息子さん）より本人の安否を確認するメールあり	
外来	倒れた家具で腕を負傷した78歳女性が来院（骨折の疑い）	
	頭部を強打し出血している67歳男性が家族の車で来院（意識あり）	
	タンスの下敷きで意識不明（呼吸あり）52歳男性が救急搬送で来院	

§2 これならできる！ シミュレーション訓練の具体的な進め方

分類	把握した被災状況	残課題
外来	軽傷および自立歩行可能な患者が14名来院	
	近隣住民の34歳女性が足を負傷して0歳児を抱え3歳児とともに、一時避難場所として助けを求め来院	
職員	職員3名負傷（1名は頭部負傷）	
	当日休みの職員で行方不明者2名（安否確認できず）	
	出張中の院長と衛生電話で連絡がとれるも、帰院3日後の見込み	
	非常勤医師の家族（妻）より、夫が負傷（骨折）したので当分の間、勤務できない可能性があるとの安否連絡あり	
	家族と安否確認のとれない職員4名	
	保育園に子どもを迎えに行く必要のある職員5名	
	帰宅要望のある非常勤職員8名	
	対策本部員の事務スタッフは、家族と連絡がとれず	
	無断で帰宅した職員1名（勤務職員の人数確認後発覚）	
自治体	自治体に応援要請したところ、当日の応援は不可能との回答	
	近隣中核病院より入院患者を10名受け入れて欲しいとの要望あり	
関連事業者	エレベータ点検事業者が点検に来るまでに12時間を要する	
	燃料供給事業者からの供給には2日を要する見込み	
	医療機器・材料・薬剤供給会社からの供給は24時間を要する見込み	
	清掃および廃棄物処理事業者の業務開始まで2日を要する見込み	
	ベッドリネン類の事業者は1週間業務停止の見込み	
	食材供給会社は1週間業務停止見込み	

例3　情報が錯綜し、情報の整理がつかない状態（情報が入手できた順）

院内停電、非常用・自家発電が自動的に作動（停電見込み不明）
エレベーター停止
手術室の非常用電源作動
直腸がん手術中の65歳男性患者あり
職員の安否確認中（現段階で負傷者3名）
建物躯体に問題はないものの、外壁の一部が大きく損傷
院長室のキャビネット倒壊
2階共有スペースの天井一部落下、1階と2階の壁面損傷
院長が外出中で連絡とれず
固定電話、携帯電話ともに通話できず、メールは時どき確認可
調理室のつり戸棚のフックをかけ忘れたことで食器やガラス器類が落下、破損
都市ガス停止、水道停止（停止期間不明）
付近の高速道路・主要国道通行止め
1階空調ダクト破損、地盤沈下箇所あり
1階玄関の窓ガラス破損、3階病室4部屋で窓ガラス破損
1階手術室の自動扉が開閉不能（手動で開閉可能）
病棟の患者の安否確認中
インターネット使用可、無線使用可（ただし電源確保必要）
基幹システム（オーダリングシステム、電子カルテ、会計システム、給与システム等）ダウン、メールサーバーは稼働
鉄道等の公共交通機関不通（復旧見込み不明）
医療ガス（酸素・窒素等）備蓄不明
乳児を抱きかかえた女性が足を負傷して来院
スプリンクラー誤作動により1階事務室が水浸しとの報告あり
○○○室の患者家族（息子さん）より本人の安否を確認するメールあり
衛生電話確認できず
保育園に子どもを迎えに行く必要のある職員あり
病室および手術室の点滴スタンドが多数散乱
面会にお越しになった患者家族から要望あり（内容不明）

§2 これならできる！ シミュレーション訓練の具体的な進め方

備蓄品倉庫で灯油ポリタンク上に落下物あり、灯油の一部が漏えいの疑い
非常勤職員から帰宅してよいか問い合わせあり
外来に多数の患者が来院（1名が救急搬送）
自治体から被災状況を教えてくれとの情報あり

例4　ほとんど情報が把握できていない状態

項目	内容
日時	平成〇〇年2月1日
場所	〇〇市〇〇会〇〇病院
天気	雨　気温摂氏5度
発生した災害	震度6強　震源まで10km（津波なし）
被害の状況	大きな縦揺れのあと、長い間、横揺れが続き、立っていられない状況。悲鳴が聞こえ、大きな声で叫ぶ人もいるが何をいっているか不明。停電になった模様で、院内の電気は一部切れたが、非常用発電が作動したため、医療機器は稼働している。携帯電話はまったく通じない状況。 揺れが収まって少しして館内放送が流れ、患者対応をしていない職員が中庭に一時避難。その後、安全を確認し、病院内に戻る。
マスコミ情報	〈被災直後〉 〇〇放送局●●のスタジオで、強い揺れを感じました。スタジオ内の震度計は震度6強を示しています。身を小さくして机の下などにもぐって頭を守ってください。火元の近くにいる方は火災の発生に注意してください。余震の可能性がありますので注意してください。 〈10分後〉 〇〇地方を中心に広い範囲で、強い地震がありました。〇〇市では震度7から震度6強の揺れを記録しました。気象庁の発表では、〇〇地域を震源とする地震が発生。マグニチュード7.3とのこと。 〈30分後〉 現在、新幹線をはじめ、JR在来線の各線、私鉄各線が運行を中止しており、復旧の見込みは立っていません。〇〇市周辺では、ビルのガラスが割れるなどの被害が出ています。一部の建物が崩れているという情報も寄せられています。付近の道路に大きな陥没が発生したとの情報も寄せられていますが、詳細情報はまだこちらには入ってきておりません。付近の高速道路は、現在のところ全線で通行止めとなっています。復旧のメドは立っていません。県警察本部からの情報によりますと、県内の主要道路は交通が規制され、緊急車両以外の通行ができなくなるとのことです。

§2 これならできる！ シミュレーション訓練の具体的な進め方
5. 使用するワークシートと情報共有のポイント

(1) 情報共有のポイント

　大規模な災害発生時に、対策本部が会議を行う仕組みを持たずに「とりあえず」検討・議論を行うと、何をどう検討してよいかわからず本部内が混乱します。また、情報の整理も段取りがないままに進めてしまうことになるため、時間を多く要してしまいます。訓練では、そうした会議の仕組みを整備する必要性を認識してもらうために、ワークシート類は一切提示せずに進めてもらい、被災時の状況判断がいかに大変であるかを体感することもありますが、できればスムーズに進行できるように、ワークシートを示して進めるとよいでしょう。

(2) 訓練で使用する代表的なワークシート

　ここで訓練で使用する代表的なワークシート（フォーマット）を示しますので参考にしていただければと思います。

①情報分類シート

　対策本部で把握した情報を整理分類するために使用するものです（**図表2-14**）。こういったシートを使わずに情報を分類しようとすると、多くの場合、情報の種類とレベル（重要度・緊急度）をどのように分けてよいかわからず、混乱しやすいものです。このシートのような分類のルールづけを行って情報を整理すれば、対応の優先順位決定や指示のなかで重視すべきことがわかりやすくなりますので、対策本部の運営がスムーズに進みます。使用する際は、付せん紙を使って情報を分類します。付せん紙は重要

図表 2-14　情報分類シート
※付せん紙を使って情報を分類。色分けで重要度・緊急度づけします。

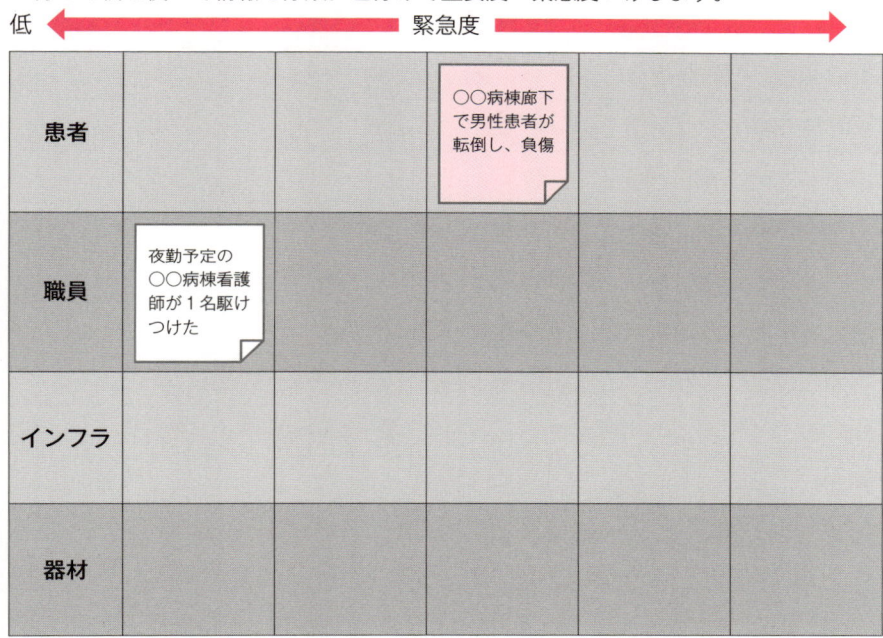

低 ←　　　　　　　　緊急度　　　　　　　　→

患者			○○病棟廊下で男性患者が転倒し、負傷		
職員	夜勤予定の○○病棟看護師が1名駆けつけた				
インフラ					
器材					

度と緊急度に合わせた色分けのルールをつくり、シートに貼って使用します。この情報分類シートの右側に緊急度の高い情報を集め、左側にあとで対応すればよいものを集めるなど、独自のルールを定めてもよいでしょう。

②**ガントチャート**

　確認すべき事項などを時系列で一覧表にして全体のなかでどのタイミングでどのような取り組みが必要かを表すシートです（**図表2-15**）。緊急時体制ではこうした表がないと全体のなかで個別復旧の位置づけが明確になりませんから、大変重要なシートということができます。

図表2-15　ガントチャート
復旧方針：患者トリアージ、二次被害防止、インフラ容量の確認を最優先に

項　目	当日（12時間後）	24時間後	48時間後	72時間後見込み
患者の対応	トリアージ	搬送等		
職員の安否確認	システム	整理		
二次被害防止	対応	状況確認		
人員体制整備		再構築		
インフラ復旧	キャパ確認	追加手配	IT復旧	
建物・設備復旧	状況確認	外部手配	復旧	
医療器材・材料手配	手配	状況確認	追加確認	
地域貢献			他機関連携	
その他				

※第二回対策本部会議（12時間後付近）、第三回対策本部会議（24時間後付近）

凡例：状況把握・現場対応／報告・判断

③ボトルネック資源の状況表

　情報分類シートで明らかになった情報を指示情報に変えるために使用します（**図表2-16**）。ガントチャートと連動させることにより、職員に役割を付与することもできます。大切なのは、「医療を早期に復旧・継続するためには何が欠かせないか」というボトルネック資源の考え方を踏まえて使用することです。こういった情報の整理を行わないまま対策本部運営を行うと、多くの場合、対応が場当たり的なものになってしまいます。対策本部では必須のシートということができます。ボトルネック資源とは、問題が発生すると医療の継続に致命的な支障を生じさせてしまう医療資源のことをいいます。

図表2-16 ボトルネック資源の状況表

ボトルネック資源の状況	担当	残課題 (未確認事項)	決定・指示事項
自家発電の容量・負荷状態の確認	○○○○	必要量の確認	必要量に対する容量確認
懐中電灯等、非常電灯の確認	○○○○	各病棟の不足分把握	必要量の確認と手配（病棟間で融通）
IT設備用の電源確保	○○○○	システム復旧	IT設備用の必要電源と容量の確保
備蓄用水の容量確認	○○○○	透析用の容量確認	不足分の関係機関への手配
医療用ガスの必要量・備蓄確認	○○○○	必要量の確認	必要量に対する備蓄の把握
AMBUバックの確認	○○○○	〃	〃
搬送用モニター確認	○○○○	〃	〃
スプリンクラー対応	○○○○	誤作動後の停止	漏電防止のための対応
灯油ポリタンク対応	○○○○	漏えい量の把握	漏えいした灯油の安全な除去（二次被害防止）

④情報照会カードと情報付与カード

　前述した情報照会カードと情報付与カードも代表的なワークシートの1つです。詳細については35ページをご参照ください。

SECTION §3

訓練から見える BCP改善のポイント

§3 訓練から見えるBCP改善のポイント
1. 訓練終了後の振り返り方法

(1) 訓練を振り返り、課題を抽出する

　訓練は課題を見出すために実施するものです。訓練を実施すること自体にも大きな意義がありますが、対策の有効性を向上させるために実施してみて、どんな気づきが得られたかを振り返ることが最も重要です。その意味では、訓練での失敗は今後の対策を強化すべきポイントが見つかったのだと考えるべきでしょう。BCPの策定において準備不足の点はなかったか、実際にやってみて判断に誤りはなかったか、緊急時に組織が機能したかを検証したいものです。**図表3-1**のステップで課題を見出すとよいでしょう。

図表3-1　訓練後の振り返り手順

ステップ1	訓練全体について感想を語り合い、気づきを得る
ステップ2	何が問題となったか（事実ベース）
ステップ3	評価（チェック）シートによる自己評価
ステップ4	それはなぜか（要因を分析）
ステップ5	要因の要因を分析（なぜなぜ分析）
ステップ6	対策を立案し、BCPに盛り込む
ステップ7	残課題を中長期的に検討する

（2）各手順の注意点

　訓練が終了してすぐに評価（チェック）シート（59ページ参照）などによる振り返りをすることは避けたほうがよいと考えられます。評価シートで振り返ることによって、訓練中に参加者が実感したことなどが忘れられ、別の問題に置き換えられる可能性があるからです。評価シートは重要ですが、あくまで医療BCPの標準的な対応について課題を見出すものと捉えたほうがよいでしょう。

● ステップ1　訓練全体について感想を語り合い、気づきを得る

　評価シートで自己評価する前に、まずは所属先の医療機関の特性を最もよく知っている職員が実際に感じたことを重視し、お互いに率直な意見をそのまま交換します。評価シートに記載のない気づきを共有することが大切です。

● ステップ2　何が問題となったか（事実ベース）

　次に、実際の対応について事実ベースで何が問題となったかを話し合います。たとえば、「情報の分類をする際に、インフラ情報と医療機器情報に分けることはできたが、医療機器を動かすために必要なインフラといった関係性を認識できなかった。その結果、医療機器はあってもインフラがないために作動しない可能性を考えられなかった」といったことなどです。

　このステップ2では、1つ前のステップで共有した「感じたこと」ではなく、「事実として」どうだったかを重視してください。「起こり得ない」とか「こういうことは無理だ」「ときと場合による」などと解釈を入れてしまうと、将来に活きる対策を講じるための機会を失ってしまう可能性があります。

「指示した」のか「指示しなかった」のか、「判断した」のか「判断しなかった」

のかなど冷静に行動の有無を明確にすることが今後の対策には役立ちます。訓練に失敗はつきものです。失敗するからこそ対策の実効性が高まります。失敗に向き合って、「これが実際の被災場面でなくてよかった」と考えるべきでしょう。

●ステップ3　評価（チェック）シートによる自己評価

　事実が明確になったら、評価シートによる自己評価を行います。このステップになって初めて、標準的な視点で抜けや漏れがないかを補完的にチェックします。単純に「できた」「できなかった」という取り組みの有無のみをチェックするのではなく、「実施の必要性を認識したうえでできた」のか「結果的にできていた」のか、「必要性を認識していたけれどできなかった」のか「必要性を認識もせず実施もしなかった」のかを明確にします。

　対策を考えていたからできたことと、結果オーライでは今後の対策で考えるべき点が大きく異なるということです。各評価項目における留意事項を踏まえて段階的な評価を行い、対策に活かす必要があります。評価シートの具体的な項目については59ページで解説します。

●ステップ4　それはなぜか（要因を分析）

　自己評価を行ったら、その結果に対する要因を分析します。特に、△×評価となったものには、必ずその要因があるはずです。「必要性を認識していたけれどできなかった」のはなぜか、「必要性を認識もせず実施もしなかった」のはなぜかを考えなければ改善のポイントが見えないため、明確にしていきます。必要性を認識もせず実施もしなかった要因については、実施すべきだと思うこと自体ができていなかったわけですから、被災時における役割の理解がなされているのか、役割に対して実施しなければならないとの認識があるのか、そもそも自院では行う必要がないのかなどを評

§3 訓練から見えるBCP改善のポイント

価・検討しなければなりません。

● ステップ5　要因の要因を分析（なぜなぜ分析）

　訓練で経験したことが実際の場面で活かされるためには、要因の分析を具体的に深める必要があります。必要性を認識していたけれどできなかった場合も同様です。実施を阻害する要因が何かを考える必要があります。

　たとえば、実施すべき人のキャパシティが一杯になっていて的確な指示が出せなかったり、全体を見渡さなければならない人が優先順位の判断を行わなかったなど、できるだけ具体的に分析します。要因分析は、医療事故の分析の際に行う手法と同様に、「なぜなぜ分析」が有効です。単純に「コミュニケーション不足」「人員不足」などのように捉えるのではなく、誰からの指示がどのように伝わった（伝わらなかった）のかを具体的に捉えます（**図表3-2**）。

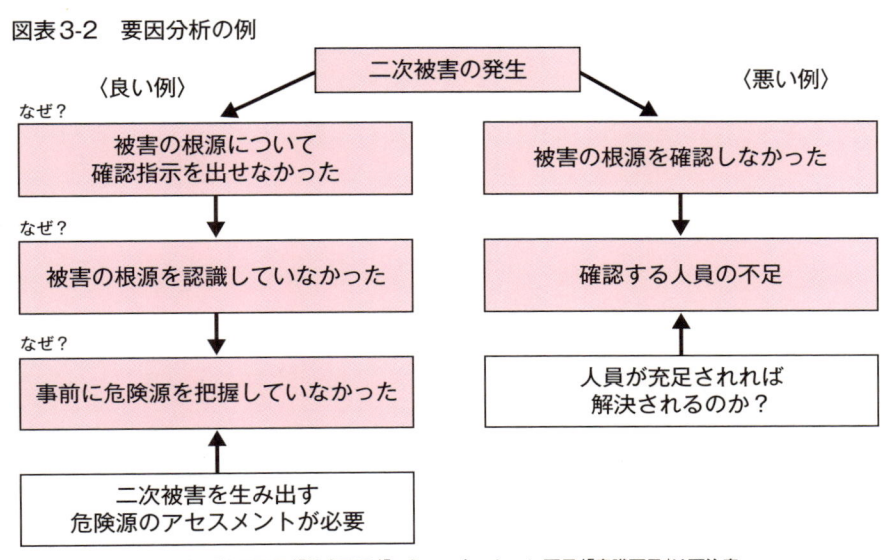

図表3-2　要因分析の例

```
                        ┌─────────────┐
                        │ 二次被害の発生 │
          〈良い例〉      └──────┬──────┘    〈悪い例〉
なぜ？           ↙                      ↘
     ┌──────────────────┐         ┌──────────────────┐
     │ 被害の根源について  │         │ 被害の根源を      │
     │ 確認指示を出せなかった│         │ 確認しなかった     │
     └──────────────────┘         └──────────────────┘
なぜ？        ↓                              ↑
     ┌──────────────────┐         ┌──────────────────┐
     │ 被害の根源を       │         │ 確認する人員の不足 │
     │ 認識していなかった   │         │                  │
     └──────────────────┘         └──────────────────┘
なぜ？        ↓                              ↑
     ┌──────────────────┐         ┌──────────────────┐
     │ 事前に危険源を      │         │ 人員が充足されれば │
     │ 把握していなかった   │         │ 解決されるのか？   │
     └──────────────────┘         └──────────────────┘
              ↓
     ┌──────────────────┐
     │ 二次被害を生み出す  │
     │ 危険源のアセスメントが必要│
     └──────────────────┘
```

※特に「人員不足」「教育不足」「コミュニケーション不足」「意識不足」は要注意

● ステップ6　対策を立案し、BCPに盛り込む

　要因が明確になれば対策を立てることは難しくありません。たとえば、対策本部長が本部に集まってきた人に役割を具体的に指示しなかったとして、その要因が対策本部員に付与すべき役割についてどのようなものなのか認識していなかった場合であれば、あらかじめ対策本部員の役割をカード化し、対策本部会議立ち上げをスムーズに行えるようにしてBCPのなかに盛り込みます。

● ステップ7　残課題を中長期的に検討する

　対策が「防災意識の向上」といった曖昧な表現になってしまうような場合は、もう一度、要因を深掘りする必要があります。医療機関の災害対策は単純に防災意識といった表現で語れるほど大雑把なものではなく、1つひとつの業務が重要性の判断を伴って行う具体的なものだからです。

　しかし、すべての要因をすぐに解決できるとは限りません。なかには予算化して中長期的に解決しなければならないものもあるでしょう。このように、すぐに解決することが難しい課題は病院全体の事業計画に反映させるべきかを検討するなど、経営上の課題として捉える必要があります。

（3）課題を見出すための自己評価

　訓練後の振り返りで大切なことは、参加者自らが気づくことです。外部の人から対策の甘さを指摘されたとしても、実務にはなかなか活かされにくいものです。被災した場合に実際に動く職員が課題に気づき、1つひとつ解決していくことが重要です。**図表3-3**の評価シートは標準的な医療BCP訓練の振り返りを行う際に使用します。これを参考に参加者同士で話し合い、自己評価を行いましょう。

§3 訓練から見えるBCP改善のポイント

図表3-3　訓練実施後の振り返りに使用する評価(チェック)シート

次の視点で、○△×で評価します。
・「実施の必要性を認識したうえで訓練ができた」＝○
・「結果的にできていた」「必要性を認識していたけれどできなかった」＝△
・「必要性を認識もせず実施もしなかった」＝×

	評価内容	評価
1	情報をカテゴリーごとに整理分類したか(色などで重要度に分ける)	
2	最新情報を明確にし、収集の履歴がわかるようにしたか	
3	不確定な情報は、確実なものにするように指示をしたか	
4	対応方針(対応の考え方と医療継続の見通し)を発表することができたか	
5	対策本部に集まった人員に役割を付与したか	
6	短期的見通しと長期的見通しを分けて判断したか	
7	緊急性の高い事項については、すぐに対応指示を行ったか(二次被害防止など)	
8	24時間以内の診療現場の人員配置計画を立てたか	
9	医療継続に欠かせない資源の備蓄量と使用予定量のギャップを把握したか	
10	上記ギャップに基づいて、供給体制を組んだか(他機関連携も含む)	
11	当面あきらめざるを得ない事項を明確にしたか	
12	想定内の事態(マニュアルで対応可能なこと)には現場に権限を与えたか	
13	想定外の事態には、対応方針と最悪の影響を踏まえて対応指示を行ったか	
14	連携する必要のある院内組織について相互に働きかけを指示したか	
15	他機関との連携について、優先度を分けて指示したか	
16	地域の医療情報を収集すべく関係者に指示をしたか	
17	対策本部会議で決まった情報を誰が見てもわかる状態にして残したか	
18	今後の計画についてはガントチャート(50ページ参照)などを用いて視覚化したか	
19	立ち入り禁止エリアなどは、地図などで視覚化して表示したか	
20	次回対策本部会議の検討内容を踏まえて情報収集の指示を行ったか	

§3 訓練から見えるBCP改善のポイント
2. 有事における災害対策本部の役割

(1) 複数の情報を統合する

　対策本部立ち上げの訓練では、本部に入ってくる情報は錯綜することが考えられます。たとえば、ある人からは「誰かが地下に向かったようだ」と報告され、またある人からは「中央材料部のスタッフが安否確認後にいなくなった」と伝えられ、さらにある人からは「医療用ガスの在庫を確認するため地下の中央材料部倉庫にスタッフを行かせた」という情報が入るかもしれません。同じ情報について複数の人が、それぞれ別々の内容を報告することがあり得るということです。

　こうした状況を踏まえて、複数の情報を統合する必要があります。そこで、情報をカテゴリーごとに整理分類し、同じ情報と考えられるものについては統合したり、最新のものだけを残したりする必要があります。さらに、収集された情報の重要度を判断し、共有すべき情報は色分けするなどわかりやすく表示する工夫も必要です。最新情報が明確になったら、その情報の履歴がわかるようにしておきます。

　たとえば、最初に入ってきた情報は「○○病棟の天井付近で大きな物音がした」というものだったとして、あとから「○○病棟203号室付近の廊下天井で空気が漏れる音がする」という情報が入ったとします。さらにそのあとに「スタッフが○○病棟203号室付近の廊下天井を開けたところ、空調ダクトが破損し、空気が漏れていると報告された」ということであれば、最後の「空調ダクト破損」が明確になった最新情報です。また、最初の「大きな物音がした」という報告は空調ダクト破損を裏づける情報かもしれません。そのため報告された情報は必ず履歴を残しておく必要があり

§3 訓練から見えるBCP改善のポイント

ます（もちろん、こうしたことを訓練で考えてもらうようにあらかじめ被災情報として設定します）。

（2）対策本部で対応方針を決定し、現場に権限を委譲する

　このように、実際の場面でも最初に報告された内容から情報が次々に追加されて明確になればよいのですが、もしかすると情報が不確定のまま、いつになっても明らかにならないことも考えられます。訓練であらかじめ設定した不確定情報を明確にしないまま、現場への指示もなく会議を終了したら問題です。本来は不確定な情報を確実な情報にするために何らかの指示をする必要があります。そういった指示ができたかどうかを振り返る必要があります。

　対策本部で情報がある程度把握できたら、組織としての見通しを立てます。その見通しを実現するために、何を重視してどのような考え方で組織対応を行うのかをまとめ、対応方針として組織全体に周知する必要があります。対策本部では、一度にたくさんの決定と判断を行う必要があるため、現場の細かい業務指示を1つひとつ行うことは現実的ではありません。権限を現場に委譲し、的確な判断を委ねるためには、組織としての方針を打ち出す必要があるのです。トリアージに沿った救急外来や緊急を要する治療に対して、医療資源がどれくらい使用可能なのかを判断し、他の医療機関やDMAT（災害派遣医療チーム）などとの連携を踏まえて方針を発表できたか、そのために重視すべき準備を指示できたかを振り返ることが大切です。

（3）指示は短期的見通しと長期的見通しに分ける

　組織全体に方針を伝えたら、実際に組織を動かします。そのためには医療の復旧に欠かせない任務を、対応可能な人員に役割として割り振らなけ

ればなりません。少なくとも対策本部に集まった人に役割を付与し、その人がキーパーソンとなって現場のスタッフを動かすことが求められます。すぐに取りかかることが可能な業務と、資材などの調達や設備などの復旧ができてからでないと取りかかれない業務がありますので、短期的見通しと長期的見通しに分けて指示を行います。

　なかでも緊急性の高い事項については、すぐにどのように対応すればよいかを指示する必要があります。特に二次被害の防止などを踏まえ、緊急性の判断に問題はなかったか（あとで対応してもよいことを緊急としたり、すぐに対応すべきことをそのままにしなかったか）、その判断に対して伝えるべき人に的確な指示を行ったかという要素で評価します。

（4）人員計画の策定

　当面の見通しと緊急判断ができれば、次は人員計画です。最初に優先して対応すべき現場の人員計画を考えるとともに、後方支援として他の機関から集まってくる外部スタッフの割り振りも必要になる場合があります。自院のスタッフでなければできない業務と他の機関のスタッフでも可能な業務を見極めて判断します。

　計画を立てる際には、職員の安否確認情報と帰宅参集計画を参考にする必要があります。安否確認情報から当面の期間は勤務可能な職員を見極め、場合によっては配置変更なども検討します。診療現場では24時間以内の人員配置計画を立てるようにしたいものです。

（5）資源の確保

　組織の人員計画が定まれば、医療継続に欠かせない資源の確保を行います。各種医療器材や薬剤などの備蓄量と使用予定量のギャップを把握し、そのギャップに基づいて、供給体制を組まなくてはなりません。各種器材

を動かすためのインフラや燃料の確保も忘れてはなりません。

　特に電源は、通信や水道などとも連動しますので、電源に支障をきたすと多くの設備や器材が使えない状態になることから、必要な容量と質を見極めます。他の医療機関や医療機器メーカー、製薬会社などとの連携も必要です。もし器材の調達が不可能と判断される場合には、当面あきらめざるを得ない診療や治療が発生する場合も考えられます。実施できない業務を洗い出し、他の医療機関への搬送計画も考える必要があります。

(6) 院内の各組織や他機関との連携

　医療BCPの策定段階において想定していた事態が発生した場合は、決められたマニュアルで対応することが求められます。基本的にマニュアルに沿って対応すればよいので、現場に権限を与え、できるだけ対策本部の検討事項から外すようにします。対策本部では一度にたくさんの判断や決定をすることが要求されますので、できるだけ現場でできることは現場に任せ、判断すべき内容を少なくしておいたほうがよいでしょう。

　反対に、医療BCPの策定段階で想定していなかった事態については、対策本部が対応方針を立てて、最悪の影響を踏まえた対応指示を行う必要があります。院内で連携する必要のある組織については相互に働きかけを行わなければなりませんが、最初は対策本部が連携を求める担当者に、どのようなことにどう連携する必要があるのかを指示しなければなりません。

　さらに他機関との連携については、優先度を分けて指示を行います。連携は何らかの目的に対してそれぞれの部署が必要な役割を果たすことによって成り立ちます。そのため連携の意図と部門の役割を明確にしたうえで、どちらの担当がリーダーシップをとるのかも伝えるとよいでしょう。

　地域連携などでは、地元の医療情報を収集する必要があります。関係者に地域の医療ニーズなどを収集するように指示しておくとよいでしょう。

同時に災害医療救護活動に必要と考えられる医薬品をリスト化して、地域ニーズに合わせた医療供給体制を組むようにしたいものです。その意味で、訓練では一部の在庫が不足していることを想定してもよいでしょう。介護施設や障害者施設など、災害時要援護者が利用する機関や行政からの要望には耳を傾け、こちらの供給体制も伝えられるようにしておくことも考えたいものです。

（7）情報は誰が見てもわかる状態で残す

　対策本部会議で決まった情報は、誰が見ても簡単にわかる状態にして残す必要があります。ホワイトボードや壁面にシートを貼る場合でも、重要度による色分けや項目別に並べるなどの工夫については、あらかじめ基本ルールを決めておき、実行に移せるようにしたいものです。

　さらに、決定事項は視覚化して示すと組織には浸透しやすくなります。どのような業務をいつまでに実施するのかなど、会議で決定した計画についてはガントチャートなどを用いて視覚化します。さらに、立ち入り禁止エリアができた場合や現場で実態を把握すべき箇所などは地図を使用するなどで視覚化して表示することが望まれます。

　次の対策本部会議で検討する予定の内容を見通したうえで、収集する必要のある情報については指示を行わなければなりません。対策が有効に機能するように、時間の経過とともに情報の精度を上げる必要があります。

§3 訓練から見えるBCP改善のポイント
3. 訓練によって見出すことができる組織課題

(1) 事務職員は情報収集に努める

　病院機能を早期に復旧するために対策本部が行うことは、発災直後に大号令をかけることではありません。医療機関の現場では通常、大規模な災害が発生すると職員自らが率先して懸命に患者対応を開始します。一人ひとりの職員が緊急対応に追われ、目の前の問題を早急に解決すべく動き出すことにより、場合によっては組織としての統制が効かなくなることがあります。いわゆる「バタバタとした対応」があちこちで行われます。

　当然、緊急対応で制御することは不可能ですから、最初のうちは現場で行うその場の判断と決定で動かざるを得ません。しかし、ある程度、急性期の対応が終わって落ち着きを取り戻せば、組織としての対応を行う必要が出てきます。対策本部は落ち着き出した頃から機能するものなのです。

　対策本部の事務系職員は、現場が急性期対応を行っている間に、できるだけ多くの情報収集に励んだほうがよいでしょう（もちろん、事務担当でも患者対応が可能なことがある場合には、そちらを優先すべきです）。最初の対策本部会議が開かれる前に、事務担当ができるだけ現場に行き、自分たちの目と耳と手と足で慌てずに情報を収集しておくことが大切です。

(2) 組織課題を抽出する
①課題の内容を整理する

　現場の各部署の自発的な対応と、事務方の情報収集活動は並行してできるように平常時のうちに確認しておくとよいでしょう。訓練後は組織としての役割のあり方についても議論を行い、課題があれば洗い出しをして医

図表3-4　組織課題を見出すためのフォーマット記入例

単位	求められるレベル	課題
担当単位	トリアージ基準に沿った患者対応	優先順位から外れた患者への説明
部門単位	被災後30分以内で病室と患者の安全確認完了	二次被害を生み出す要因の把握
部門連携単位	被災後60分以内で医療継続に必要なインフラ・ガス・機材等の不足分確認	チェックリスト（評価）の部門によるバラツキ解消
病院全体	被災後60分以内で100％安否確認完了	メールアドレス変更者の更新と新任職員のシステム登録
地域連携	連携応援スタッフにカードにて指示事項を依頼・確認	応援スタッフの人員体制別指示事項の変更

療BCPに盛り込んでおきたいものです。訓練によって見つけることが可能な組織課題は、**図表3-4**のようなフォーマットに内容を記入し、整理します。

②組織の特性によるレベル分け

　訓練後の組織検証では、組織の特性によってレベル分けを行います。**図表3-5**のように、縦軸に担当する組織や連携の大きさを、横軸に解決するための期間を設定して重要度を判断します。担当レベルが短期間で解決できる課題、部門単位で1年くらいかけて解決する課題など、解決するレベルを評価してその組織の役割・責任を明確にしたうえで計画的に検討・決定できるようにBCPのなかに位置づけます。

　組織は仕組みで動くものです。仕組みのない組織は、一人ひとりが勝手な判断を行いかねないため機能しなくなります。緊急時は非定型業務の連続ですから、何も対策を打っていなければ仕組み化は行われていないのが通常です。そのため緊急時の組織課題が見つかったら、「その場しのぎの対応を少なくすること」をテーマに、できるだけ仕組み化できないかを考

§3 訓練から見えるBCP改善のポイント

図表3-5 訓練後の検証：組織の特性によるレベル分け

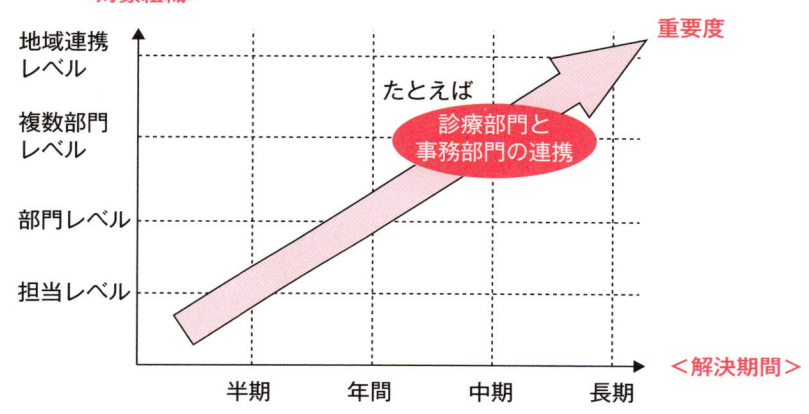

＜対象組織＞

縦軸（下から上）：担当レベル、部門レベル、複数部門レベル、地域連携レベル
横軸：半期、年間、中期、長期 ＜解決期間＞

重要度（右上向き矢印）

たとえば　診療部門と事務部門の連携

図表3-6 対策本部情報把握シート例

【情報ランク　Ａ　Ｂ　Ｃ】　Ａ…緊急対応　Ｂ…要応援　Ｃ…現場判断

```
                               報告時間      日    時    分
                               指示時間      日    時    分
発生した危機：            年　月　日　時　分頃発生
部署名：          部         報告者：
□患者被災情報　（                                    ）
□職員被災情報　（                                    ）
□その他被災情報
　建物・設備の状況（                                  ）
　インフラの状況　（                                  ）
　カルテ・診療情報（                                  ）
　器材・在庫の状況（                                  ）
　地域の状況　　　（                                  ）
　その他の状況　　（                                  ）
□応援依頼　　必要・不要（○をつける）
　　　　　　必要な場合
```

内容	人員	期間（目安）

現在の入院状況

職員配置

えます。

　対策本部で把握し共有する情報などは、**図表3-6**のようなシートをあらかじめ作成しておくことができないか検討します。また、指揮命令系統を有効にするためには、情報伝達手段および周知手段も明確にしておくことも望まれます。

（3）基本事項はカード型マニュアルで伝達する

　口頭の指示だけでなく、カード型マニュアルなどによる指示も検討して

図表3-7　カード型マニュアル例

```
┌─────────────────────────────────────────────┐
│  [大規模地震発生時]   [看護師長・役割]   No.○○○  │
│                                                  │
│   ■ 安全確保                                    │
│  自分の身の安全確保                              │
│     □頭部を保護せよ                             │
│     □転倒しやすい物・落下しやすい物から離れ、姿勢を低くせよ │
│     □揺れが収まったことを確認後、行動せよ       │
│                                                  │
│   ■ 患者対応                                    │
│  病棟内で伝達せよ                                │
│  「地震が発生しました。落下物に注意して、頭を守ってください。│
│  皆さま慌てずに看護師の指示に従ってください」    │
│                                                  │
│   ■ 指示事項                                    │
│  1. 各スタッフに、ナースステーションに戻るよう指示せよ │
│  2. 非常用持出物品とヘルメットを配布せよ         │
│  3. 病室と患者の状況確認を指示せよ               │
│     □ナースステーションに戻り報告することを指示せよ │
│     □一人で対処困難な場合は、救助を求めるよう指示せよ │
│  4. ライフラインの確認を指示せよ                 │
│  5. 病棟損壊状況の確認を指示せよ                 │
│  6. ナースステーション内の損壊状況を確認せよ     │
└─────────────────────────────────────────────┘
```

おくとよいでしょう。あらかじめ指示する内容がわかっているような緊急対応業務については、**図表3-7**のようなカード型マニュアルを作成しておきます。基本事項はカードで指示を行い、その場で留意すべき点を口頭で補足できるようにしておくと便利です。時系列で適切なタイミングに実施事項が指示できたかを振り返り、判断が遅れた理由、判断ミスが生じた理由などを洗い出すことによって、指揮命令系統上の課題も洗い出します。

(4) 被災情報の整理

　組織の維持回復のためには、インフラをはじめとするライフラインの準備が欠かせません。組織機能の復旧を考えるうえでは、電力、ガス、水、燃料、通信、食料など、通常は当たり前に使えるものが何日間も使えなくなるような場面を想定できるかどうかが重要なポイントになります。

　組織の人員面では被災直後から業務量が爆発的に増加し、その対応が求められるため、スタッフの処理能力を超えた任務が発生することを前提に組まざるを得ません。さらに自宅が被災して出勤できない職員も出てくるでしょう。場合によっては、非番の職員が他の地域に出かけていて帰宅困難になっているかもしれません。人員不足は想定内のこととして判断する必要があります。被災情報の整理例は、43ページの例2を参照してください。

§3 訓練から見えるBCP改善のポイント
4. 対策本部会議進行に必要な情報の整理

(1) 対策本部会議をスムーズに進行させるために

　訓練を実施すると、対策本部会議をもっとスムーズに進行したいという要望が挙がります。会議を円滑に進行させるためには、必要な情報の整理が欠かせません。振り返りのところでも見たように、「患者情報」「インフラ情報」「施設・設備情報」「職員情報」などのように、情報の分類はあらかじめ設定しておき、さらに緊急情報と重要情報の評価を行えるようにしておくことも大切です。

　その意味で、「使用するワークシートと情報共有のポイント」(48ページ参照)で解説した情報分類シートやボトルネック資源の状況表などがうまく使用できたかどうかは重要なポイントです。仮にシートが用意されていても、どのように使用すれば効果的であるかを把握していなければ、使用する際にとまどってしまいます。また、重要度と緊急度といった場合にどういう判断が求められるのかも、あらかじめ整理しておく必要があります。

(2) 優先順位の判断

　図表3-8のようなマトリクスで考えると優先順位の判断はわかりやすいでしょう。当然のことながら、重要かつ緊急度の高い業務が最優先事項です。ときどき誤ってしまうのが、緊急だが重要ではないことと、重要だが緊急ではないことの判断です。重要でない(無意味な)ことでも先に依頼されてしまったので先に対応してしまったり、どうでもいいことなのに、患者さんからいわれたから重要なことを差し置いて対応してしまうことが

§3 訓練から見えるBCP改善のポイント

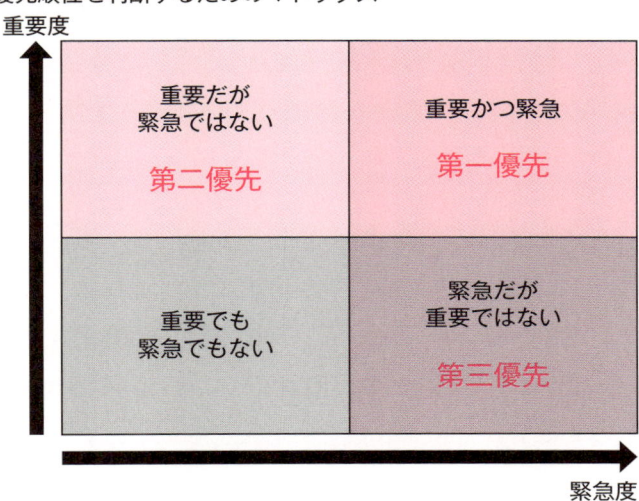

図表3-8　優先順位を判断するためのマトリクス

	重要度 ↑	
重要だが緊急ではない **第二優先**		重要かつ緊急 **第一優先**
重要でも緊急でもない		緊急だが重要ではない **第三優先**

→ 緊急度

あります。それにより重要なことが先送りになった結果、その緊急性が徐々に高まり、失敗するといったケースが見受けられます。

　二次被害を予防するための対応策や医療機器・医療ガスの追加調達、設備などの点検依頼など、緊急性はさほど高くないけれど前もって実施しておかなければあとで困るようなことは先送りせずに「重要かつ緊急」なことが済んでから実施しておくべきです。また、重要でないことを重要と判断しないように、重要度づけについてもスタッフ間であらかじめ共有しておくべきでしょう。

§3 訓練から見えるBCP改善のポイント
5. 自院の医療BCPを見直す

(1) BCP作成のプロセス

　医療BCP訓練を終えたら、自院のBCPを見直しましょう。もし、BCPが立てられていなくて従来型の防災計画のままであれば、**図表3-9**を参考にBCPを構築するとよいでしょう。訓練後に各項目がうまく機能したかどうかを検証してください。この図表では、次に記す3つの大きな分類と11の構成要素に分けてBCP作成プロセスを示しています。

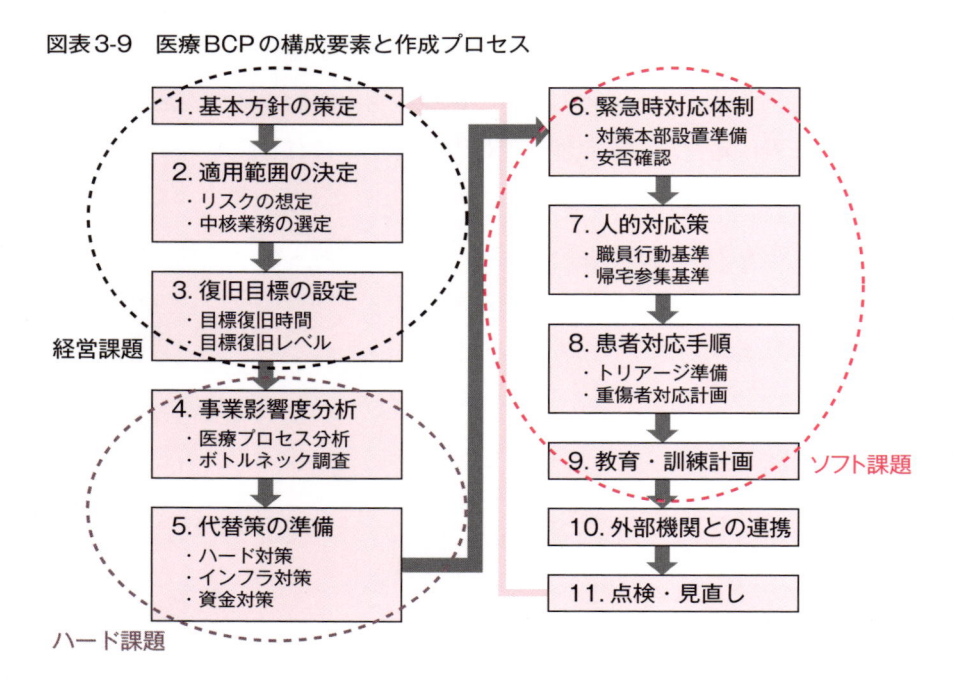

図表3-9　医療BCPの構成要素と作成プロセス

```
経営課題
 1. 基本方針の策定
 2. 適用範囲の決定
   ・リスクの想定
   ・中核業務の選定
 3. 復旧目標の設定
   ・目標復旧時間
   ・目標復旧レベル

ハード課題
 4. 事業影響度分析
   ・医療プロセス分析
   ・ボトルネック調査
 5. 代替策の準備
   ・ハード対策
   ・インフラ対策
   ・資金対策

ソフト課題
 6. 緊急時対応体制
   ・対策本部設置準備
   ・安否確認
 7. 人的対応策
   ・職員行動基準
   ・帰宅参集基準
 8. 患者対応手順
   ・トリアージ準備
   ・重傷者対応計画
 9. 教育・訓練計画
10. 外部機関との連携
11. 点検・見直し
```

①病院の経営陣が考えるべき対策

大きな分類の1つ目（項目1〜3）は、主に病院の経営陣が考えるプロセスです。BCPの基本方針を策定し、想定リスクを検討し、災害発生時にすぐに復旧すべき優先業務と復旧の目標を定めます。これらの事項は現場に意見を求めるよりも、病院の経営陣がはっきりと方針を打ち出すべきです。中核となる業務を定めるということは、当面実施しなくてもよい業務も定めることになります。この3項目の考え方が浸透すると、各現場で緊急時の優先順位判断がうまく進みやすくなります。

②ハード面の対策

2つ目（項目4〜5）は、主にハード面の対策です。この2つの項目は医療BCPの心臓部ともいえる事項で、「何がなければ早期に医療継続を果たすことができないか（ボトルネック資源）」を洗い出し、その対策を講じることが大きなポイントです。そのためには、診療や看護にかかわる医療提供のプロセスから必要不可欠な機材や薬剤、インフラなどを特定しなければなりません。たとえ充分な準備ができなかったとしても、平常時のうちに不可欠なハード類を特定できていれば緊急時の調達は早まりますから、必ず熟考しておくべき大切な事項です。

③ソフト面の対策

3つ目（項目6〜9）は、ソフト面の対策です。主に職員の動きをあらかじめ計画しておくことでスムーズな対応ができるようにします。職員の行動で考えるべき重要ポイントは3つあります。1つ目は災害対策本部の体制とメンバーの役割を考えておくこと（**図表3-10**）、2つ目は災害対策本部で把握すべき情報を整理しておくこと（**図表3-11**）、3つ目は指示がなくても各自が動けるようにすることです。

図表3-10　災害対策本部の体制とメンバーの役割（例）

役割	責任者名	代行者名	内容
対策本部長		－	対策本部に関するすべての責任と権限を持つ
本部長代行者			本部長を補佐し、本部長に何かあった場合の代理となる
対策本部事務局			対策本部の運営事務、進行管理とプランニング、各責任者間の調整、予算管理、安否確認、職員態勢に関する責任と権限を持つ
医療継続（各科ごと）			病棟の医療継続、外来トリアージ、医療従事者の緊急時配置、緊急時治療計画策定と指示に関する責任と権限を持つ
情報収集・伝達			被害状況確認、建物・設備の点検、被害状況の確認などに関する責任と権限を持つ
救護・避難誘導			負傷者などの救助、応急手当、医療機関への搬送等に関する責任と権限を持つ
インフラ			ライフラインのチェック、非常用電源の稼働確認、水、ガス、通信等の状況確認と手配。保守点検会社への手配に関する責任と権限を持つ
資材・薬剤調達（物流）			資材および薬剤サプライヤーとの連絡、寝具・リネン類の供給体制確認 運輸会社との連絡、指示、情報共有に関する責任と権限を持つ
食事・栄養			備蓄食料品の準備、その他栄養、食料の確保に関する責任と権限を持つ
衛生・感染症対策			衛生備品、ディスポ・清掃業者との連絡、隔離部屋の確保 感染症の疑いある患者発見時の対応に関する責任と権限を持つ

※責任者が被災して人数が少なくなる場合を想定し、代行者を設定したうえで役割分担を行う

　1つ目と2つ目については、被災時の組織態勢を慌てて考えるのではなく、あらかじめ決めておくことにより各自が自分の役割を認識したうえで確認等ができますから、対応が早まります。その役割に沿った訓練を実施しておくことも大切です。また、役割を与えられた職員が被災して駆けつ

§3 訓練から見えるBCP改善のポイント

図表3-11　災害対策本部で把握すべき情報の整理（例）

	確認事項			
電源	停電の有無	自家発電作動	受変電設備チェック	負荷状態チェック
上水道	断水の有無	濁りの有無	水漏れの有無	受水槽チェック
下水道	排水の可否	天井漏れの有無	床漏れの有無	その他
ガス・空調	漏れの有無	元栓締め	空調ダクト	各種装置
施設の損傷	天井の損傷	床の損傷	壁の損傷	窓ガラス損傷
避難経路	非常口開放	非常階段使用	障害物の有無	防火扉
設備等	損傷の有無	移動の有無	作動上の問題	制御装置チェック
	計測機器	IT設備	バックアップ	その他

重要経営資源の状況		従業員の状況	
燃料		勤務不可能者	
車輌		勤務可能者	
現金		その他	
重要情報		行方不明者	

けられないことが想定できますので、代行者も決めておきます。

　3つ目については、現場を一番よく知っている職員の意見を反映した行動の基準を事前に決めておきましょう。基準を決めることの例として、対策本部の立ち上げや安否確認などの発動基準設定があります。震度5強以上の地震があったら、指示がなくても自分自身の安否をメールで病院に送り、対策本部員で被災していない者は自院に駆けつけるといったことです。震度5強以上の地震が発生すると、電話がつながりにくくなりますから、指示を待っていては対応が遅れます。そのため、自動的な発動基準にしておき、職員自らが行動できるようにしておく必要があるのです。

　また、現場で動く職員たちのマニュアルは、誰かから与えられるものではなく、実際に活動する職員がつくるほうが実効性は高まります。68ペー

ジにあるようなカード型マニュアルを参考にして、各自がどのような動きをすればよいかシミュレーションを行いながらつくるとよいでしょう。

（2）実効性の高い医療BCP策定に向けて

　訓練で見出した課題をこれらのBCP構成要素に当てはめれば、実効性の高い医療BCPになるでしょう。BCPは作成することが目的ではなく、災害時に実際に動けるようにすることが目的です。書類づくりに追われるのではなく、「○○が停止したらどう動けばよいか」「○○と○○では、どちらが重要か」「もし夜勤時に被災したら、最優先事項は何か」「通信とシステムが停止した場合にどうするか」「当面やらなくてよいことは何か」などを十分に議論しておくことに意味があります。訓練はその議論に臨場感をつけて考えるきっかけです。BCPの策定や見直しに本書を大いに活用していただきたいと思います。

MEMO

MEMO